住院医师超声医学PBL教学培训系列教程

颅内血管疾病
超声图解100例

总 主 编　姜玉新　何 文　张 波

主　　编　张 巍　马春燕　李颖嘉

主　　审　勇 强

副 主 编　朱好辉　丁 红　张 蕾

总 秘 书　席雪华

U0245480

人民卫生出版社
·北 京·

图书在版编目（CIP）数据

颅内血管疾病超声图解 100 例 / 张巍，马春燕，李颖嘉主编 . —北京：人民卫生出版社，2024.4

住院医师超声医学 PBL 教学培训系列教程

ISBN 978-7-117-36176-7

Ⅰ. ①颅… Ⅱ. ①张…②马…③李… Ⅲ. ①脑血管疾病 —超声波诊断 —图解 Ⅳ. ①R743.04-64

中国国家版本馆 CIP 数据核字（2024）第 069877 号

人卫智网 www.ipmph.com	医学教育、学术、考试、健康，购书智慧智能综合服务平台
人卫官网 www.pmph.com	人卫官方资讯发布平台

颅内血管疾病超声图解 100 例
Lu'nei Xueguan Jibing Chaosheng Tujie 100 Li

主　　编：张　巍　马春燕　李颖嘉
出版发行：人民卫生出版社（中继线 010-59780011）
地　　址：北京市朝阳区潘家园南里 19 号
邮　　编：100021
E - mail：pmph @ pmph.com
购书热线：010-59787592　010-59787584　010-65264830
印　　刷：人卫印务（北京）有限公司
经　　销：新华书店
开　　本：787 × 1092　1/16　印张：10.5
字　　数：256 千字
版　　次：2024 年 4 月第 1 版
印　　次：2024 年 4 月第 1 次印刷
标准书号：ISBN 978-7-117-36176-7
定　　价：89.00 元

打击盗版举报电话：010-59787491　E-mail：WQ @ pmph.com
质量问题联系电话：010-59787234　E-mail：zhiliang @ pmph.com
数字融合服务电话：4001118166　E-mail：zengzhi @ pmph.com

编　者（按姓氏笔画排序）

丁　红　黑龙江省第二医院　　　　　　　　何逸清　南方医科大学南方医院

马春燕　中国医科大学附属第一医院　　　　余海歌　河南省人民医院

王　旭　中国医科大学附属第一医院　　　　张　萌　首都医科大学附属北京天坛医院

王宝平　南方医科大学南方医院　　　　　　张　蕾　首都医科大学附属北京天坛医院

甘雨洋　首都医科大学附属北京天坛医院　　张　巍　首都医科大学附属北京天坛医院

冯羿博　中日友好医院　　　　　　　　　　罗婉贤　南方医科大学南方医院

朱好辉　河南省人民医院　　　　　　　　　金友贺　中国医科大学附属第一医院

刘　影　首都医科大学附属北京天坛医院　　郑　帅　首都医科大学附属北京天坛医院

刘皇亮　中国医科大学附属第一医院　　　　娄　喆　中国医科大学附属第一医院

孙　鑫　首都医科大学附属北京天坛医院　　贾欣颖　中日友好医院

李金珠　黑龙江省第二医院　　　　　　　　徐晓彤　首都医科大学附属北京天坛医院

李颖嘉　南方医科大学南方医院　　　　　　席雪华　中日友好医院

编写秘书　郑　帅　首都医科大学附属北京天坛医院

"人民健康是社会文明进步的基础"。医学生的毕业后教育是整个医学教育体系中一个重要阶段,也是院校基础教育过渡到临床医学教育的桥梁,有助于刚毕业的医学生充实专业知识,加强医学实践,提高独立的临床思维能力和专业技术能力。

2014 年 6 月 30 日,《关于医教协同深化临床医学人才培养改革的意见》的发布标志着我国临床医学教育发展进入新的历史阶段,意义重大,影响深远。经过多年的努力,目前已基本建成院校教育、毕业后教育、继续教育三阶段有机衔接的中国特色的标准化、规范化临床医学人才培养体系,即以"5+3"为主体的临床医学人才培养体系:5 年临床医学本科教育后,再加 3 年住院医师规范化培训或 3 年临床医学硕士专业学位研究生教育。

超声医学科住院医师培养的核心是提高住培学员的自我学习能力和超声诊断思维能力,而目前的教学方式为理论授课和临床实践,缺乏激发医学生独立深度思考、解决问题的环节,且评估体系不完善,同时,使用的教材参差不齐,参考书籍深浅不一,无法满足标准化、规范化培养临床医学人才的目的。基于问题学习(PBL)的教学是以问题为学习起点,教师课前提出问题并围绕问题编写教案,学生通过查找资料,以小组协作的方式找到问题的答案,课后及时进行自我评价、小组评价,教师进行分析、总结的方式来进行教学,整个学习过程由学生主导,培养学生自我学习能力和超声诊断思维能力,与传统教学方法相比较,其优势显著。

中日友好医院超声医学科注重住培学员、进修生和研究生的培养,近年来,创新性地引入了有别于传统教学方式的 PBL 教学模式,取得了较好的效果。经过充分的材料准备和精心策划,科室组织超声领域各个亚专业专家编写了本套教材,共 10 册,内容包括住院医师超声医学 PBL 教案及甲状腺疾病、乳腺疾病、妇科疾病、产科疾病、外周血管疾病、胰腺疾病、腹部血管疾病、先天性心脏病、颅内血管疾病的典型病例,集中展示了 PBL 教学内容中所涉及的常规、典型、疑难、特殊疾病。该套教材的编写目的在于促进 PBL 教学方法在超声专业领域推广,辅助学生加深对相关专业知识的直观领悟和融会贯通。

感谢中日友好医院超声医学科及参与教材编写的各位专家、教授,感谢各位为超声医学教育所付出的辛勤努力。期待本套教材能够对提高住院医师自我学习能力和超声诊断思维能力起到推进作用,成为住院医师规范化培训过程中行之有效的辅助工具。由于编者经验有限,疏漏在所难免,敬祈各位专家、同行批评指正!

姜玉新　何　文　张　波
2023 年 1 月

前　言

　　经颅彩色多普勒超声检查具有实时、无创、可重复操作等优点,在颅内血管疾病检查方面具有较好的应用前景,尤其在超声造影的辅助下,使其对颅内血管疾病的检出率有所提高。为加强经颅彩色多普勒超声检查的规范化并提高超声医师的诊断水平,本书邀请了国内多位经颅彩色多普勒超声检查临床经验丰富的专家编写。

　　本书为"住院医师超声医学 PBL 教学培训系列教程"的分册,在编写中注重实用性和启发性。全书从临床病例出发,以颅内常见病和多发病为重点,结合其他影像学检查方法,以病例分析的形式,介绍了颅内动脉先天变异、颅内动脉粥样硬化性疾病、烟雾病、侧支循环开放、硬脑膜动静脉瘘、颈内动脉海绵窦瘘、颅内静脉窦血栓、颅内动脉瘤、颅内动静脉畸形、颅内海绵状血管瘤等超声检查方法和诊断要点,同时介绍了颅内血管疾病超声诊断的局限性,使读者对经颅彩色多普勒超声的优势与不足有客观全面的认识。希望广大读者通过学习本教程可以掌握颅内常见血管疾病的超声诊断要点。

　　在各位编者的共同努力下,按期完成了本书的编写工作,在此向各位编者表示衷心的感谢。

　　鉴于笔者水平所限,错误和疏漏之处在所难免,恳请各位专家和读者批评指正!

张　巍　马春燕　李颖嘉

2024 年 3 月

椎动脉、颈动脉、大脑动脉分段中英文对照

椎动脉

V_1 段	颈段
V_2 段	椎骨段
V_3 段	枕段
V_4 段	颅内段

颈内动脉

C_1 段	颈段
C_2 段	岩段
C_3 段	破裂孔段
C_4 段	海绵窦段
C_5 段	床突段
C_6 段	眼段
C_7 段	交通段

大脑前动脉

A_1 段	水平段
A_2 段	垂直段
A_3 段	膝段
A_4 段	胼周段
A_5 段	终末段

大脑中动脉

M_1 段	水平段
M_2 段	脑岛段
M_3 段	导盖段
M_4、M_5 段	终末段或皮层支

大脑后动脉

P_1 段	交通前段
P_2 段	环池段
P_3 段	四叠体段
P_4 段	距裂段

目　录

病例 1 ································ 1

病例 2 ································ 2

病例 3 ································ 4

病例 4 ································ 5

病例 5 ································ 6

病例 6 ································ 8

病例 7 ································ 10

病例 8 ································ 11

病例 9 ································ 13

病例 10 ······························ 14

病例 11 ······························ 16

病例 12 ······························ 17

病例 13 ······························ 18

病例 14 ······························ 20

病例 15 ······························ 21

病例 16 ······························ 22

病例 17 ······························ 23

病例 18 ······························ 25

病例 19 ······························ 26

病例 20 ······························ 28

病例 21 ······························ 29

病例 22 ······························ 31

病例 23 ······························ 32

病例 24 ······························ 33

病例 25 ······························ 35

病例 26 ······························ 36

病例 27 ······························ 38

病例 28 ······························ 39

病例 29 ······························ 41

病例 30 ······························ 42

病例 31 ······························ 44

病例 32 ······························ 45

病例 33 ······························ 47

病例 34 ······························ 48

病例 35 ······························ 50

病例 36 ······························ 52

病例 37 ······························ 53

病例 38 ······························ 56

病例 39 ······························ 58

病例 40 ······························ 60

病例 41 ······························ 61

病例 42 ······························ 63

病例 43 ······························ 64

病例 44 ······························ 66

病例 45 ······························ 68

病例 46 ······························ 69

病例 47 ······························ 71

病例 48 ······························ 73

病例 49 ······························ 76

病例 50 ······························ 78

病例 51 ······························ 79

病例 52 ······························ 82

病例 53 ————————————————— 84
病例 54 ————————————————— 85
病例 55 ————————————————— 87
病例 56 ————————————————— 88
病例 57 ————————————————— 90
病例 58 ————————————————— 91
病例 59 ————————————————— 92
病例 60 ————————————————— 93
病例 61 ————————————————— 94
病例 62 ————————————————— 96
病例 63 ————————————————— 97
病例 64 ————————————————— 98
病例 65 ————————————————— 100
病例 66 ————————————————— 103
病例 67 ————————————————— 105
病例 68 ————————————————— 107
病例 69 ————————————————— 108
病例 70 ————————————————— 110
病例 71 ————————————————— 111
病例 72 ————————————————— 112
病例 73 ————————————————— 113
病例 74 ————————————————— 114
病例 75 ————————————————— 116
病例 76 ————————————————— 117
病例 77 ————————————————— 118

病例 78 ————————————————— 119
病例 79 ————————————————— 120
病例 80 ————————————————— 122
病例 81 ————————————————— 123
病例 82 ————————————————— 125
病例 83 ————————————————— 126
病例 84 ————————————————— 127
病例 85 ————————————————— 128
病例 86 ————————————————— 130
病例 87 ————————————————— 131
病例 88 ————————————————— 132
病例 89 ————————————————— 135
病例 90 ————————————————— 136
病例 91 ————————————————— 137
病例 92 ————————————————— 139
病例 93 ————————————————— 141
病例 94 ————————————————— 142
病例 95 ————————————————— 143
病例 96 ————————————————— 144
病例 97 ————————————————— 146
病例 98 ————————————————— 147
病例 99 ————————————————— 148
病例 100 ———————————————— 150

疾病诊断查询表 ————————————— 153

病例 1

【病史】男，62岁，头痛1周。既往有糖尿病病史。

【实验室检查】空腹血糖10.53mmol/L，甘油三酯1.20mmol/L，总胆固醇3.20mmol/L。

【其他影像学检查】计算机体层血管成像（computed tomographic angiography，CTA）检查：左侧胚胎型大脑后动脉（完全型）；左侧大脑后动脉多发狭窄。见图1-1。

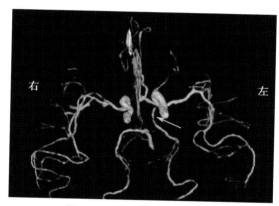

图 1-1　颅内动脉 CTA 图像

箭示左侧大脑后动脉狭窄。

【超声表现】见图1-2。

【超声诊断】左侧胚胎型大脑后动脉（完全型）；左侧大脑后动脉狭窄。

【超声诊断依据】左侧大脑后动脉起自左侧颈内动脉终末段，血流速度增快，压迫左侧颈总动脉后，左侧大脑后动脉血流速度降至基线水平。

【推荐检查】建议结合数字减影血管造影（digital subtraction angiography，DSA）检查。

【病例诊断】左侧胚胎型大脑后动脉（完全型）；左侧大脑后动脉狭窄。

【点评】胚胎型大脑后动脉为威利斯（Willis）环的一种常见变异，大脑后动脉的血液供应来自同侧颈内动脉，分为完全型胚胎型大脑后动脉和部分型胚胎型大脑后动脉，与颅内动脉瘤、头痛、头晕有关，常见的诊断方法包括DSA、CTA、磁共振血管造影（magnetic resonance angiography，MRA）及超声检查。本例患者大脑后动脉完全起源于颈内动脉，故为完全型胚胎型大脑后动脉。患者既往有糖尿病病史，有血管狭窄的高危因素，左侧大脑后动脉血流速度增快，狭窄诊断明确。

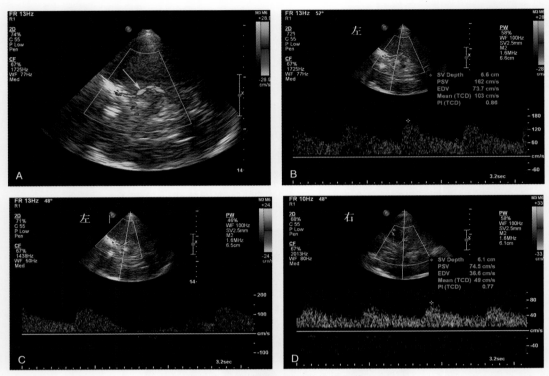

图 1-2 经颅彩色多普勒超声图像

A. 经颅彩色多普勒超声显示左侧大脑后动脉起自左侧颈内动脉终末段（箭）；B. 左侧大脑后动脉血流速度增快，收缩期峰值血流速度（PSV）162cm/s；C. 压迫左侧颈总动脉后，左侧大脑后动脉血流速度降至基线水平；D. 右侧大脑后动脉血流速度正常，PSV 74.5cm/s。

病例 2

【病史】男，63 岁，右侧肢体间断性无力伴言语不清 15 天。

【实验室检查】常规实验室检查结果无明显异常。

【其他影像学检查】颅内动脉 CTA 检查：右侧胚胎型大脑后动脉（部分型）。见图 2-1。

【超声表现】见图 2-2。

【超声诊断】右侧胚胎型大脑后动脉（部分型）。

【超声诊断依据】经颅彩色多普勒超声联合经颅超声造影显示右侧大脑后动脉 P_1 段管腔较对侧细（因超声造影血流外溢影响，图像显示 P_1 段管径较真实管径粗），P_2 段经粗大的后交通动脉直接与右侧颈内动脉终末段相连，大脑后动脉 P_2 段主要由颈内动脉供血。

【推荐检查】建议结合 DSA 检查。

【病例诊断】右侧胚胎型大脑后动脉（部分型）。

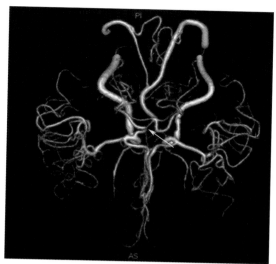

图 2-1　颅内动脉 CTA 图像

箭示右侧大脑后动脉。

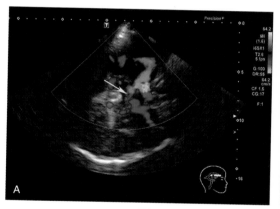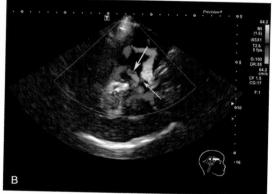

图 2-2　经颅彩色多普勒超声联合经颅超声造影图像

A. 右侧大脑后动脉 P_1 段纤细；B. 右侧大脑后动脉 P_2 段主要接受右侧颈内动脉终末段供血。

细箭示后交通动脑；粗箭示大脑后动脉 P_2 段。

【点评】胚胎型大脑后动脉根据结构不同分为完全型和部分型。完全型胚胎型大脑后动脉表现为大脑后动脉完全起源于同侧颈内动脉，与基底动脉之间无 P_1 段相连；部分型胚胎型大脑后动脉表现为大脑后动脉 P_1 段管径纤细，P_2 段通过后交通动脉直接与颈内动脉终末段相连，且后交通动脉管径明显粗于同侧 P_1 段。本例患者声窗不佳，故采用经颅彩色多普勒超声联合经颅超声造影检查来提高颅内血管的显示率。因患者右侧颈总动脉分叉处斑块有易损倾向，无法进行压颈试验。实际工作中若患者条件允许，可行压颈试验进一步证实，压迫同侧颈总动脉后若大脑后动脉血流速度减慢，则更有利于明确诊断。

病例 3

【病史】女,73 岁,右侧肢体麻木无力 1 月余。

【实验室检查】常规实验室检查结果无明显异常。

【其他影像学检查】颅内动脉 CTA 检查:左侧大脑中动脉中度狭窄。见图 3-1。

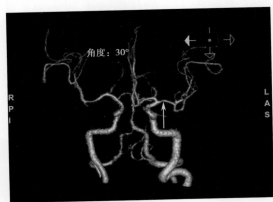

图 3-1　颅内动脉 CTA 图像

箭示大脑中动脉狭窄。

【超声表现】见图 3-2。

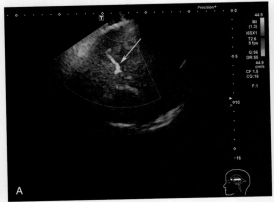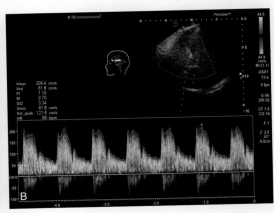

图 3-2　经颅彩色多普勒超声图像

A. 左侧大脑中动脉 M_1 段局部呈五彩镶嵌样血流信号(箭);

B. 狭窄处血流速度增快,PSV 206cm/s。

【超声诊断】左侧大脑中动脉 M_1 段狭窄(中度)。

【超声诊断依据】经颅彩色多普勒超声可见左侧大脑中动脉 M_1 段局限性狭窄,可探及五彩镶嵌样血流信号,频谱多普勒超声测得狭窄处血流速度增快,PSV 206cm/s。

【推荐检查】建议结合 DSA 检查。

【病例诊断】左侧大脑中动脉 M_1 段狭窄(中度)。

【点评】当患者颞窗透声良好时,经颅彩色多普勒超声可以清晰显示大脑中动脉 M_1 段,结合频谱多普勒超声可以准确判断狭窄部位及狭窄程度。

病例 4

【病史】女,49 岁,右侧肢体麻木无力伴言语不清 28 天。既往有糖尿病病史。

【实验室检查】空腹血糖 6.85mmol/L,总胆固醇 4.65mmol/L,甘油三酯 0.82mmol/L。

【其他影像学检查】MRA 检查:左侧大脑中动脉 M_2 段重度狭窄。见图 4-1。

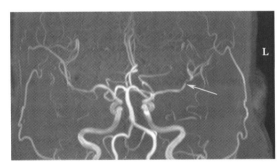

图 4-1　颅内动脉 MRA 图像

箭示左侧大脑中动脉 M_2 段狭窄。

【超声表现】见图 4-2。

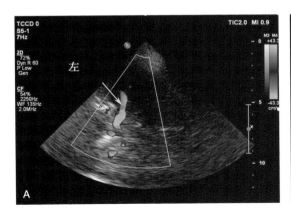
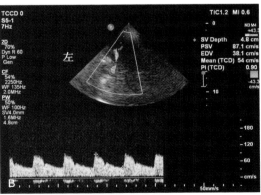

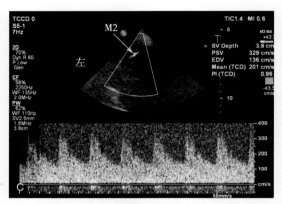

图 4-2　经颅彩色多普勒超声图像

A、B. 左侧大脑中动脉 M_1 段彩色血流充盈良好(箭),血流束未见明显变细,血流速度及血流频谱形态未见明显异常;C. 左侧大脑中动脉 M_2 段血流束变细,呈五彩镶嵌样血流信号,局部血流速度明显增快,PSV 329cm/s。

【超声诊断】左侧大脑中动脉 M_2 段狭窄(重度)。

【推荐检查】建议结合 DSA 检查。

【病例诊断】左侧大脑中动脉 M_2 段狭窄(重度)。

【点评】本例经颅彩色多普勒超声显示左侧大脑中动脉 M_2 段局部血流束变细,呈五彩镶嵌样血流信号,频谱多普勒超声探及狭窄段血流速度增快,大脑中动脉 M_2 段存在狭窄。MRA 检查对颅内动脉走行迂曲及血管分叉处的病变容易出现漏诊和误诊,经颅彩色多普勒超声对大脑中动脉 M_2 段血流探查具有一定的优势。建议经颅彩色多普勒超声检查时对大脑中动脉 M_2 段行全程扫查。

病例 5

【病史】女,31 岁,间断左手指尖麻木 2 月余,加重 1 周。

【实验室检查】空腹血糖 4.15mmol/L,总胆固醇 3.20mmol/L,甘油三酯 0.99mmol/L。

【其他影像学检查】颅内动脉 CTA 检查:右侧大脑中动脉闭塞;右侧大脑前动脉 A_1 段狭窄。见图 5-1。

【超声表现】见图 5-2。

【超声诊断】右侧大脑中动脉闭塞;右侧大脑前动脉血流速度增快,考虑右侧大脑前动脉重度狭窄可能性大;右侧大脑后动脉血

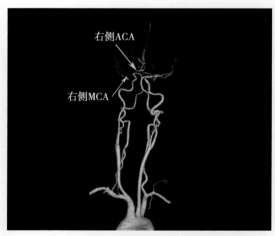

图 5-1　颅内动脉 CTA 图像

粗箭示大脑前动脉(ACA);细箭示大脑中动脉(MCA)。

流速度增快,右侧大脑后动脉 - 大脑中动脉软脑膜支代偿形成。

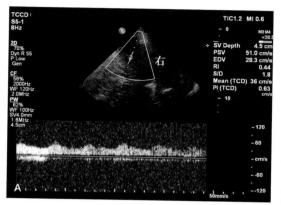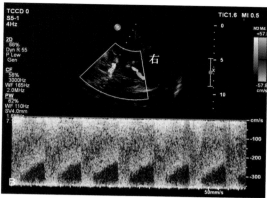
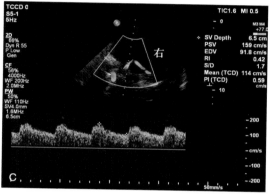

图 5-2　经颅彩色多普勒超声图像
A. 右侧大脑中动脉走行区仅见低速低阻样血流频谱;B. 右侧大脑前动脉 A$_1$ 段血流速度明显增快,
PSV>300cm/s;C. 右侧大脑后动脉 P$_2$ 段血流速度增快,PSV 159cm/s。

【超声诊断依据】右侧大脑中动脉走行区见低速低阻样血流频谱,提示大脑中动脉闭塞可能;右侧大脑前动脉 A$_1$ 段血流速度明显增快,PSV>300cm/s,考虑右侧大脑前动脉重度狭窄可能性大;右侧大脑后动脉 P$_2$ 段血流速度增快,PSV 159cm/s,考虑右侧大脑后动脉 - 大脑中动脉软脑膜支代偿形成。

【推荐检查】建议结合 DSA 检查。

【病例诊断】右侧大脑中动脉闭塞;右侧大脑前动脉 A$_1$ 段狭窄(重度)。

【点评】该患者无高血压、糖尿病、高脂血症病史及吸烟、饮酒史,出现右侧大脑中动脉闭塞及大脑前动脉重度狭窄,应除外其他原因,如动脉炎和烟雾病等。经颅彩色多普勒超声显示大脑前动脉及大脑后动脉血流速度增快时,可能为狭窄所致,也可能为软脑膜支代偿形成所致,狭窄所致者多表现为局部血流速度增快,且为湍流频谱,故本例患者大脑前动脉 A$_1$ 段血流速度增快为狭窄所致可能性大。当软脑膜支代偿形成时,大脑前动脉 A$_1$ 段及大脑后动脉 P$_1$ 段血流速度亦会增快。实际操作中检测大脑前动脉 A$_2$ 段及大脑后动脉 P$_2$ 段血流频谱,有助于鉴别血流速度增快是否为局部狭窄所致。

病例 6

【病史】男,40 岁,头晕、步态不稳 1 月余,加重伴右侧肢体无力 7 天。

【实验室检查】空腹血糖 5.89mmol/L,总胆固醇 5.04mmol/L,甘油三酯 0.94mmol/L。

【其他影像学检查】MRA 检查:左侧椎动脉 V_4 段全程未见显影,考虑闭塞可能;右侧椎动脉 V_4 段多发斑块形成,较窄处为重度狭窄;左侧胚胎型大脑后动脉。见图 6-1。

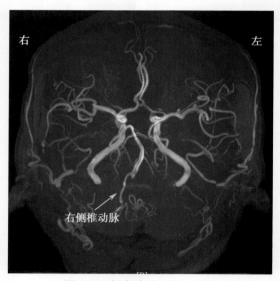

图 6-1　颅内动脉 MRA 图像

箭示右侧椎动脉。

【超声表现】见图 6-2。

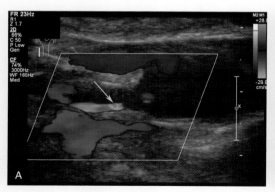
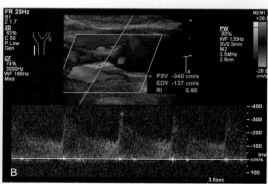

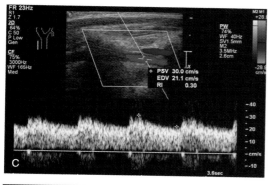
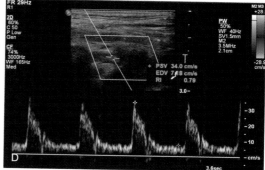
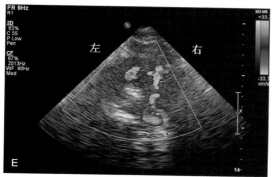
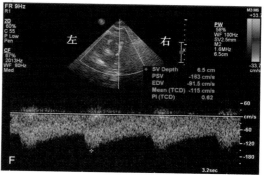

图 6-2　椎动脉彩色、频谱多普勒及经颅彩色多普勒超声图像

A. 彩色多普勒超声显示右侧椎动脉开口处前壁低回声斑块致狭窄,内血流束变细(箭);B. 频谱多普勒超声显示右侧椎动脉开口处血流速度增快,PSV 340cm/s;C. 右侧椎动脉 V_2 段血流速度稍低,PSV 30cm/s,频谱形态呈低阻样改变;D. 左侧椎动脉椎间段血流速度稍低,PSV 34cm/s,频谱形态呈高阻样改变;E. 经颅彩色多普勒超声显示左侧椎动脉 V_4 段走行区未探及明显血流信号,右侧椎动脉 V_4 段彩色血流节段性变细,呈五彩镶嵌样血流信号;F. 频谱多普勒超声显示右侧椎动脉 V_4 段局部血流速度增快,PSV 163cm/s。

【超声诊断】右侧椎动脉起始处斑块致狭窄(重度);左侧椎动脉血流速度减低,频谱形态呈高阻样改变,提示远段阻塞性病变可能;右侧椎动脉 V_4 段狭窄;左侧椎动脉 V_4 段闭塞可能。

【超声诊断依据】超声显示右侧椎动脉起始段前壁低回声斑块致管腔变细,局部血流速度增快,V_2 段血流速度及血流阻力减低,符合狭窄后改变。左侧椎动脉 V_1 段、V_2 段内径正常,血流频谱形态呈低速高阻样改变,可推断 V_3 段或 V_4 段存在重度狭窄或闭塞。

经颅彩色多普勒超声显示左侧椎动脉 V_4 段走行区未探及明显血流信号,可诊断 V_4 段闭塞可能。右侧椎动脉 V_4 段彩色血流节段性变细,呈五彩镶嵌样血流信号,血流速度增快,频谱形态呈低阻样改变,虽然狭窄处血流速度仅为 163cm/s,但是由于椎动脉开口处存在重度狭窄,所以该处狭窄程度不能单凭血流速度判断,还需要根据血流束宽度及远段血流频谱形态进行综合评价,进而诊断重度狭窄。

【推荐检查】建议结合 DSA 检查。

【病例诊断】右侧椎动脉起始处斑块致管腔狭窄(重度);右侧椎动脉 V_4 段多发斑块形成,较窄处为重度狭窄;左侧椎动脉 V_4 段闭塞。

【点评】椎 - 基底动脉系统又称为后循环,导致其狭窄或闭塞的最常见原因是动脉粥样硬化。当一侧椎动脉发生狭窄或闭塞，另一侧椎动脉正常时，患者可能不出现任何症状。而本例患者反复出现头晕，步态不稳，并出现右侧肢体无力，提示后循环可能存在脑梗死，可首先考虑为双侧椎动脉或基底动脉重度狭窄或闭塞。从颈部动脉超声及经颅彩色多普勒超声图像分析，明确病变部位在双侧椎动脉。

病例 7

【病史】女，47岁，发作性右侧肢体无力伴言语不清。无高血压、糖尿病病史，无吸烟、饮酒史。

【实验室检查】空腹血糖 4.79mmol/L，总胆固醇 6.04mmol/L，甘油三酯 0.74mmol/L。

【其他影像学检查】DSA 检查：左侧大脑中动脉 M_1 段重度狭窄。见图 7-1。

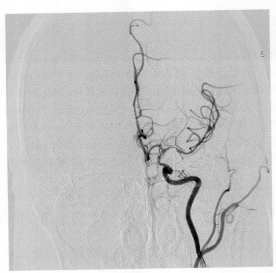

图 7-1　左侧颅内动脉 DSA 图像
箭示左侧大脑中动脉狭窄。

【超声表现】见图 7-2。

【超声诊断】左侧大脑中动脉 M_1 段狭窄（重度）。

【超声诊断依据】经颅彩色多普勒超声显示左侧大脑中动脉 M_1 段起始处呈五彩镶嵌样血流信号。频谱多普勒超声显示左侧大脑中动脉 M_1 段起始血流速度明显增快，大脑中动脉 M_2 段血流速度及血流阻力减低。

【推荐检查】建议结合 DSA 检查。

【病例诊断】左侧大脑中动脉 M_1 段狭窄（重度）。

【点评】经颅彩色多普勒超声能够通过灰阶模式清晰显示颅内结构，同时通过彩色多普勒超声显示血管的部位、形态、走行及血流方向。当血流速度过快时,彩色多普勒超声会出现血流外溢,导致所观察到的血流束宽度大于实际宽度,当狭窄累及范围较短时,很难观察到局部血流束变细。当中度和重度狭窄导致局部血流速度增快时,彩色多普勒超声会出现五彩镶嵌样血流信号,有助于对狭窄部位进行定位,之后应用频谱多普勒超声测量狭窄处及狭窄以远的血流速度和频谱形态改变可以进一步明确狭窄程度。

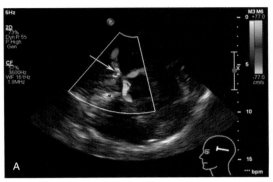
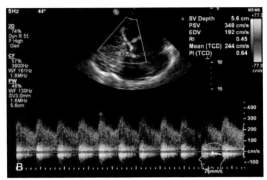
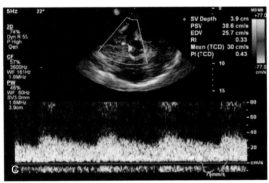

图 7-2　经颅彩色多普勒超声图像

A. 左侧大脑中动脉 M_1 段起始处可探及五彩镶嵌样血流信号(箭);B. 频谱多普勒超声显示左侧大脑中动脉 M_1 段起始血流速度明显增快,PSV 348cm/s;C. 左侧大脑中动脉 M_2 段血流速度及血流阻力减低,PSV 39cm/s,阻力指数(RI)0.33。

病例 8

【病史】女,57 岁,口角右歪 3 天,左侧肢体无力 2 天。

【实验室检查】空腹血糖 4.78mmol/L,总胆固醇 3.10mmol/L,甘油三酯 1.90mmol/L。

【其他影像学检查】CTA 检查:右侧椎动脉 V_4 远段狭窄,基底动脉中段局限性狭窄。见图 8-1。

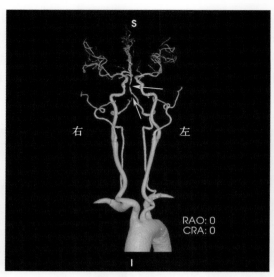

图 8-1　CTA 图像

箭示右侧椎动脉。

【超声表现】见图 8-2。

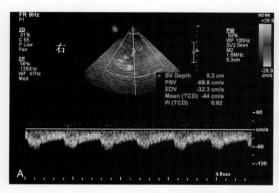 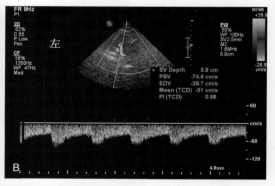

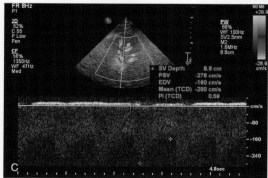

图 8-2　经颅彩色多普勒超声图像

A、B. 左侧椎动脉 V_4 段血流速度及频谱形态未见明显异常，右侧椎动脉 V_4 近、中段血流速度
未见明显异常，阻力较对侧稍高；C. 基底动脉中段血流速度明显增快，PSV 278cm/s。

【超声诊断】基底动脉狭窄(重度);右侧椎动脉 V_4 远段重度狭窄不除外。

【超声诊断依据】经颅彩色多普勒超声检查显示基底动脉血流速度明显增快,提示基底动脉重度狭窄可能。右侧椎动脉 V_4 远段血流探查不佳,仅探及 V_4 近、中段血流阻力较对侧稍高,推测右侧椎动脉 V_4 远段存在重度狭窄可能。

【推荐检查】建议结合 DSA 检查。

【病例诊断】基底动脉狭窄(重度);右侧椎动脉 V_4 远段狭窄。

【点评】经颅彩色多普勒超声检查显示基底动脉血流速度明显增快,提示基底动脉存在重度狭窄可能。对本例患者如果能够测量基底动脉远段或大脑后动脉血流,结合其血流速度及频谱形态改变,则有助于狭窄程度的分级。本例患者右侧椎动脉 V_4 远段狭窄超声诊断不确定,可能与右侧椎动脉 V_4 远段及基底动脉存在重度狭窄有关,导致 V_4 远段血流显示不佳,此时应结合 CTA、DSA 等相关检查。

病例 9

【病史】男,39 岁,突发左手及左前臂麻木 15 天。

【实验室检查】空腹血糖 3.86mmol/L,总胆固醇 2.76mmol/L,甘油三酯 0.62mmol/L。

【其他影像学检查】CTA 检查:右侧大脑中动脉 M_1 段重度狭窄,狭窄以远管腔纤细,分支减少。见图 9-1。

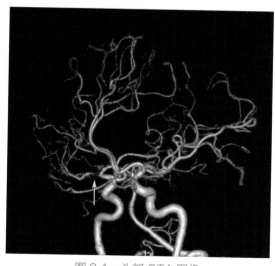

图 9-1　头部 CTA 图像
箭示右侧大脑中动脉狭窄。

【超声表现】见图 9-2。

【超声诊断】右侧大脑中动脉 M_1 段狭窄(重度)。

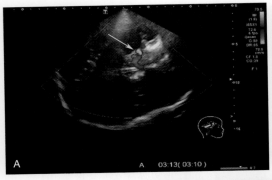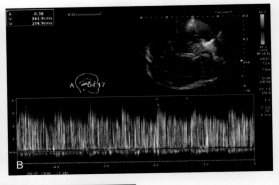
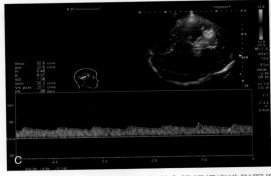

图 9-2　经颅彩色多普勒超声联合经颅超声造影图像

A、B. 右侧大脑中动脉 M_1 段可见五彩镶嵌样血流信号(箭),血流速度增快,PSV 344cm/s;

C. 右侧大脑中动脉 M_2 段血流速度及血流阻力减低,PSV 32.9cm/s,RI 0.37。

【超声诊断依据】经颅彩色多普勒超声联合经颅超声造影检查显示右侧大脑中动脉 M_1 段可见五彩镶嵌样血流信号,局部血流速度增快,M_2 段血流速度及血流阻力减低,提示右侧大脑中动脉 M_1 段重度狭窄,其远段血流速度减低。

【推荐检查】建议结合 DSA 检查。

【病例诊断】右侧大脑中动脉 M_1 段狭窄(重度)。

【点评】本例患者声窗不佳,故采用经颅彩色多普勒超声联合经颅超声造影检查,增加颅内血管异常的检出率,提高诊断的准确性。患者右侧大脑中动脉 M_1 段血流速度增快,远段血流速度及血流阻力减低,大脑中动脉 M_1 段重度狭窄诊断明确。

病例 10

【病史】女,47 岁,发作性左侧肢体无力伴言语不清 1 月余。

【实验室检查】空腹血糖 4.79mmol/L,总胆固醇 6.04mmol/L,甘油三酯 0.74mmol/L。

【其他影像学检查】CTA 检查:右侧大脑中动脉闭塞。见图 10-1。

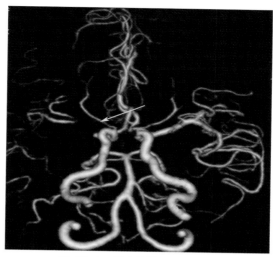

图 10-1 颅内动脉 CTA 图像

箭示闭塞的右侧大脑中动脉。

【超声表现】见图 10-2。

【超声诊断】右侧大脑中动脉闭塞。

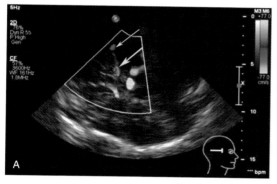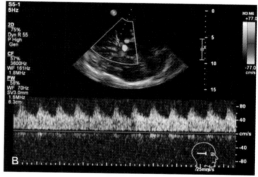

图 10-2 经颅彩色多普勒超声图像

A. 右侧大脑中动脉走行区仅见点线样血流信号（粗箭）及反向血流信号（细箭）；

B. 频谱多普勒超声显示右侧大脑中动脉近段血流速度及血流阻力减低。

【超声诊断依据】经颅彩色多普勒超声显示右侧大脑中动脉走行区仅见点线样血流信号及反向血流信号。频谱多普勒超声显示血流速度及血流阻力减低。

【推荐检查】建议结合 DSA 检查。

【病例诊断】右侧大脑中动脉闭塞。

【点评】经颅彩色多普勒超声对于大脑中动脉闭塞的诊断，有时会出现假阴性，原因为当大脑中动脉闭塞分为急性闭塞和慢性闭塞。当大脑中动脉出现急性闭塞时，大脑中动脉走行区探查不到彩色血流信号或仅探及不连续的低速高阻型血流频谱，此时可以明确诊断大脑中动脉闭塞。但当大脑中动脉慢性闭塞时，周围出现细小侧支血管代偿，而局部血管密度过高会出现彩色血流叠加成一条血流信号，容易误诊。此时频谱多普勒超声显示为低速低阻血流频谱，可以通过减低增益或判断软脑膜支是否出现代偿进行鉴别。本例患者在右侧大脑中动脉走行区仅见点线样血流信号及反向血流信号,血流速度及血流阻力减低,提示大脑中动脉存在闭塞可能,如果能够提供上游血管阻力是否增加,同侧大脑前动脉、大脑后动脉血流速度是否代偿性增快以判断软脑膜支是否开放,诊断会更明确。

病例 11

【病史】男,57 岁,言语不清伴右侧肢体无力半年,加重 1 个月。

【实验室检查】空腹血糖 5.6mmol/L,总胆固醇 4.41mmol/L,甘油三酯 3.11mmol/L。

【其他影像学检查】CTA 检查:左侧大脑中动脉 M_1 段重度狭窄。见图 11-1。

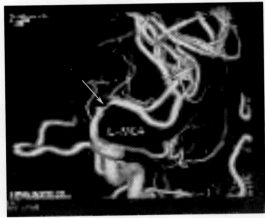

图 11-1　颅内动脉 CTA 图像

箭示左侧大脑中动脉重度狭窄。

【超声表现】见图 11-2。

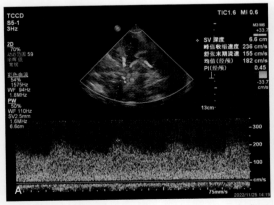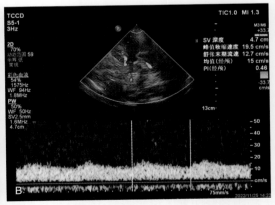

图 11-2　经颅彩色多普勒超声图像

A. 左侧大脑中动脉 M_1 段狭窄,血流速度增快,PSV 236cm/s;

B. 左侧大脑中动脉 M_2 段血流速度及血流阻力减低,PSV 19.5cm/s。

【超声诊断】左侧大脑中动脉 M_1 段狭窄（重度）。

【超声诊断依据】经颅彩色多普勒超声检查显示左侧大脑中动脉 M_1 段局部可见五彩镶嵌样血流信号,血流速度增快,远段血流速度及血流阻力减低。

【推荐检查】建议结合 DSA 检查。

【病例诊断】左侧大脑中动脉 M_1 段狭窄（重度）。

【点评】在超声检查过程中,频谱多普勒超声测量角度时一定要注意角度的校正,使取样线与血流方向一致,且与声束夹角小于 60°。本例患者经颅彩色多普勒超声检查显示左侧大脑中动脉 M_1 段局部血流速度增快,其远段血流频谱呈低速低阻样改变,但在测量血流速度时没有进行角度的校正,导致测量的血流速度并不准确。在实际操作过程中应注意对仪器的调节。

病例 12

【病史】男,55 岁,头晕伴言语不清。有高血压、糖尿病、高脂血症病史及吸烟、饮酒史。

【实验室检查】空腹血糖 9.50mmol/L,总胆固醇 5.43mmol/L,甘油三酯 3.81mmol/L。

【其他影像学检查】DSA 检查:左侧椎动脉 V_4 远段重度狭窄。见图 12-1。

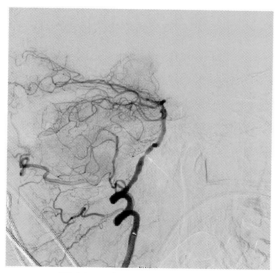

图 12-1　颅内动脉 DSA 图像
箭示左侧椎动脉重度狭窄。

【超声表现】见图 12-2。

【超声诊断】左侧椎动脉 V_4 远段狭窄（重度）。

【超声诊断依据】彩色多普勒超声能够直接显示左侧椎动脉 V_4 远段血流束变细,可见

"束腰"征,呈五彩镶嵌样血流信号。频谱多普勒超声显示左侧椎动脉 V_4 远段血流速度明显增快。

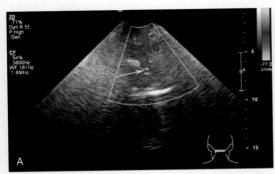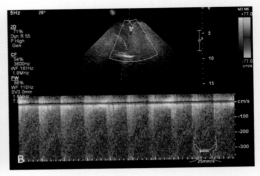

图 12-2　经颅彩色多普勒超声图像
A. 左侧椎动脉 V_4 远段血流束变细,呈五彩镶嵌样血流信号(箭);
B. 频谱多普勒超声显示左侧椎动脉 V_4 远段血流速度明显增快,PSV>300cm/s。

【推荐检查】建议结合 DSA 检查。

【病例诊断】左侧椎动脉 V_4 远段狭窄(重度)。

【点评】经颅彩色多普勒超声检查应尽量对椎动脉及基底动脉进行全程扫查,必要时可联合经颅超声造影检查,以便排除中度以上狭窄或闭塞。当出现双侧大脑后动脉 P_1 段血流速度和血流阻力减低时,要除外基底动脉或双侧椎动脉重度狭窄或闭塞。一侧或双侧椎动脉重度狭窄、或一侧椎动脉闭塞时,基底动脉、大脑后动脉均可能出现血流速度及血流阻力减低的频谱特征。本例患者若能提供基底动脉或双侧大脑后动脉的血流频谱,诊断的证据会更充分。

病例 13

【病史】男,49 岁,头晕伴恶心、呕吐及视物模糊。

【实验室检查】空腹血糖 5.27mmol/L,总胆固醇 3.02mmol/L,甘油三酯 1.02mmol/L。

【其他影像学检查】DSA 检查:右侧椎动脉 V_4 近段重度狭窄。见图 13-1。

【超声表现】见图 13-2。

【超声诊断】右侧椎动脉 V_4 近段狭窄(重度)。

【超声诊断依据】彩色多普勒超声能够直接显示右侧椎动脉 V_4 近段血流束变细,可见"束腰"征,呈五彩镶嵌样血流信号。频谱多普勒超声显示右侧椎动脉 V_4 近段血流速度明显增快。

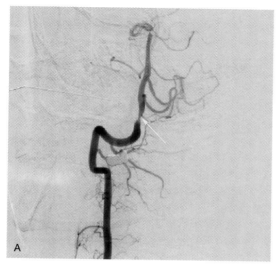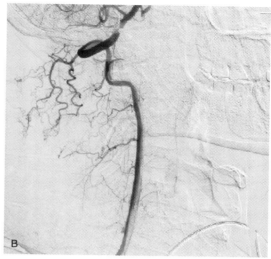

图 13-1　颅内动脉 DSA 图像

箭示右侧椎动脉 V_4 近段重度狭窄（A、B）。

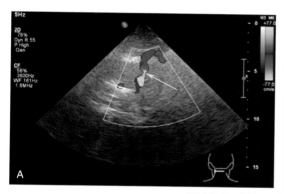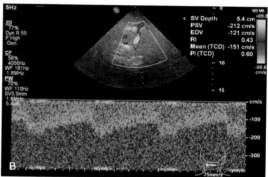

图 13-2　经颅彩色多普勒超声图像

A. 右侧椎动脉 V_4 近段局部血流束变细，可见"束腰"征（箭），呈五彩镶嵌样血流信号；
B. 频谱多普勒超声显示右侧椎动脉 V_4 近段血流速度明显增快，PSV 212cm/s。

【推荐检查】建议结合 DSA 检查。

【病例诊断】右侧椎动脉 V_4 近段狭窄（重度）。

【点评】单侧椎动脉重度狭窄或闭塞一般不会对基底动脉及双侧大脑后动脉血流频谱产生影响，因此，需要全程扫查椎动脉，排除是否存在狭窄或闭塞。受扫查角度影响，椎动脉 V_4 近段狭窄容易被漏诊，需要多角度扫查。经颅彩色多普勒超声可通过彩色多普勒模式对狭窄位置进行定位，通过频谱多普勒模式对狭窄程度进行评估。

病例 14

【病史】男,49岁,头晕伴恶心、呕吐及视物模糊。

【实验室检查】空腹血糖 5.27mmol/L,总胆固醇 3.02mmol/L,甘油三酯 1.02mmol/L。

【其他影像学检查】DSA 检查:左侧椎动脉 V_4 段于小脑后下动脉发出前闭塞。见图 14-1。

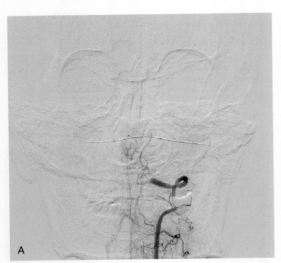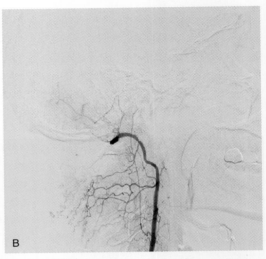

图 14-1　颅内动脉 DSA 图像

箭示左侧椎动脉 V_4 段于小脑后下动脉发出前闭塞(A、B)。

【超声表现】见图 14-2。

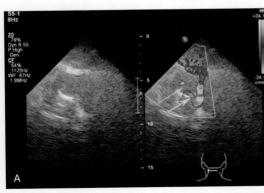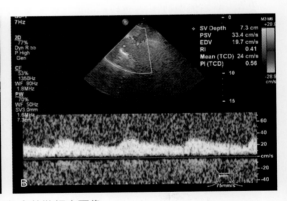

图 14-2　经颅彩色多普勒超声图像

A. 左侧椎动脉 V_4 段于小脑后下动脉发出前未见明显血流信号(细箭),于小脑后下动脉发出后可探及反向血流信号(粗箭),左侧小脑后下动脉可见血流信号;B. 频谱多普勒超声显示左侧椎动脉 V_4 段于小脑后下动脉发出后可探及反向血流频谱,血流速度及血流阻力减低(与同时存在右侧椎动脉 V_4 段重度狭窄有关)。

【超声诊断】左侧椎动脉 V_4 段于小脑后下动脉发出前闭塞。

【超声诊断依据】彩色多普勒超声能够显示左侧椎动脉 V_4 段于小脑后下动脉发出前未见明显血流信号,于小脑后下动脉发出后可见反向血流信号。频谱多普勒超声显示左侧椎动脉 V_4 段于小脑后下动脉发出后可探及反向血流频谱。

【推荐检查】建议结合 DSA 检查。

【病例诊断】左侧椎动脉 V_4 段于小脑后下动脉发出前闭塞。

【点评】椎动脉狭窄或闭塞可以小脑后下动脉为界出现不同征象,需要进行全程扫查。此外,反向血流的椎动脉 V_4 段需要与脊髓前动脉进行鉴别:前者位于枕骨大孔骨性强回声内侧缘,位置偏外侧;后者位于枕骨大孔脊髓内部,位置偏内侧。

病例 15

【病史】男,49 岁,头晕伴恶心、呕吐及视物模糊。

【实验室检查】空腹血糖 5.27mmol/L,总胆固醇 3.02mmol/L,甘油三酯 1.02mmol/L。

【其他影像学检查】DSA 检查:右侧颈内动脉终末段重度狭窄。见图 15-1。

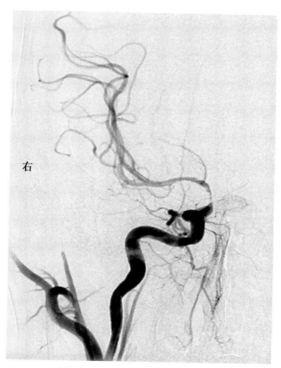

图 15-1 颅内动脉 DSA 图像
箭示右侧颈内动脉终末段重度狭窄。

【超声表现】见图 15-2。

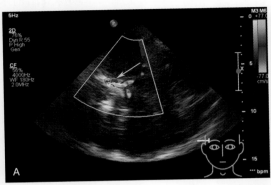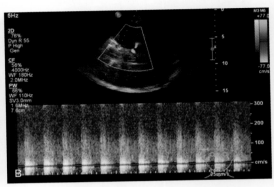

图 15-2　经颅彩色多普勒超声图像

A. 经颅彩色多普勒超声显示右侧颈内动脉终末段可见五彩镶嵌样血流信号（箭）；

B. 频谱多普勒超声显示右侧颈内动脉终末段血流速度明显增快，PSV＞200cm/s。

【超声诊断】右侧颈内动脉终末段狭窄（重度）。

【超声诊断依据】彩色多普勒超声显示右侧颈内动脉终末段可探及五彩镶嵌样血流信号；频谱多普勒超声显示右侧颈内动脉终末段血流速度明显增快，提示右侧颈内动脉终末段重度狭窄。

【推荐检查】建议结合 DSA 检查。

【病例诊断】右侧颈内动脉终末段狭窄（重度）。

【点评】颈内动脉 C_6 段和 C_7 段在骨性结构内迂曲穿行，一般情况下难以探及血流信号，需要调整仪器，多角度、多切面扫查除外闭塞。当重度狭窄出现血流束变细的"束腰"征时，需要结合频谱多普勒超声对狭窄程度进行判定。

病例 16

【病史】女，67 岁，发作性眩晕伴黑矇 4 月余。

【实验室检查】空腹血糖 5.25mmol/L，总胆固醇 3.53mmol/L，甘油三酯 0.89mmol/L。

【其他影像学检查】MRA 检查：基底动脉近段重度狭窄；右侧椎动脉闭塞。见图 16-1。

【超声表现】见图 16-2。

【超声诊断】基底动脉近段狭窄（重度），右侧椎动脉闭塞。

【超声诊断依据】经颅彩色多普勒超声检查显示右侧椎动脉 V_4 段走行区未见明显血流信号，提示右侧椎动脉 V_4 段闭塞；基底动脉近段血流束局部变细，呈五彩镶嵌样血流信号，血流速度明显增快，可见涡流，提示基底动脉近段重度狭窄。

【推荐检查】建议结合 DSA 检查。

【病例诊断】基底动脉近段狭窄（重度）；右侧椎动脉闭塞。

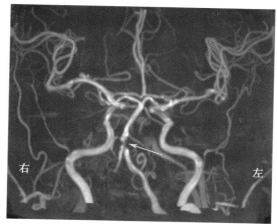

图 16-1　颅内动脉 MRA 图像

箭示基底动脉近段重度狭窄。

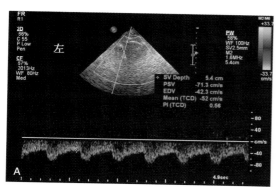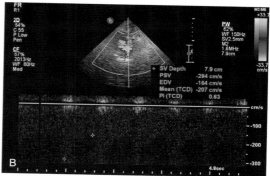

图 16-2　经颅彩色多普勒超声图像

A. 右侧椎动脉 V_4 段走行区未见血流信号,左侧椎动脉血流速度在正常范围;

B. 基底动脉近段血流束局部变细,可见五彩镶嵌样血流信号,频谱多普勒超声显示血流速度明显增快。

【点评】椎动脉分为 $V_{1~4}$ 段,颈部超声能够对 $V_{1~3}$ 段进行扫查,经颅彩色多普勒超声可以显示椎动脉 $V_{3~4}$ 段,需综合评价颅内与颅外段椎动脉,从而得出准确诊断。经颅彩色多普勒超声对基底动脉起始段狭窄的显示率较高,但需要仔细观察,调整扫查位置和角度进行基底动脉全程检查。本例患者基底动脉血流频谱显示欠清晰,实际操作中应注意对仪器的调节。

病例 17

【病史】女,64 岁,发作性头晕伴头痛。既往有高血压病史。

【实验室检查】空腹血糖 4.47mmol/L，总胆固醇 3.53mmol/L，甘油三酯 0.98mmol/L。

【其他影像学检查】MRA 检查：右侧颈内动脉颅内段（眼动脉开口近段）闭塞。见图 17-1。

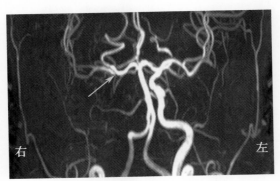

图 17-1　颅内动脉 MRA 图像

箭示右侧颈内动脉颅内段闭塞。

【超声表现】见图 17-2。

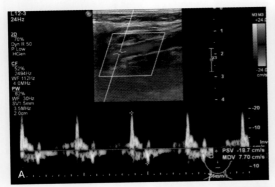
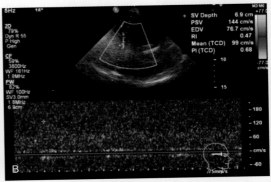
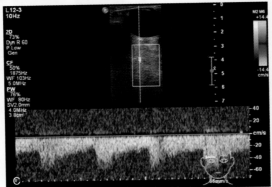

图 17-2　右侧颈内动脉及眼动脉超声图像

A. 右侧颈内动脉 C_1 段血流速度减低、血流阻力明显增高；B. 右侧颈内动脉终末段血流阻力减低；

C. 右侧眼动脉血流反向，血流阻力减低。

【超声诊断】右侧颈内动脉颅内段（眼动脉开口近段）闭塞。

【超声诊断依据】频谱多普勒超声显示右侧颈内动脉 C_1 段呈低速高阻样血流频谱,提示其远段可能存在阻塞性病变,而颈内动脉终末段呈低阻血流频谱,眼动脉血流反向呈低阻型血流频谱,提示右侧颈内动脉颅内段(眼动脉开口近段)闭塞。

【推荐检查】建议结合 DSA 检查。

【病例诊断】右侧颈内动脉颅内段(眼动脉开口近段)闭塞。

【点评】经颅彩色多普勒超声无法探查颈内动脉颅内 $C_{2\sim5}$ 段,而 C_6 段有时因骨质结构遮挡亦显示不清,此时需要参考眼动脉血流频谱对闭塞位置进行判别。当眼动脉出现反向低阻血流频谱时,说明闭塞位于眼动脉开口近段;当眼动脉出现低速高阻血流频谱或血流阻力正常时,说明闭塞位于眼动脉开口以远;当眼动脉出现反向高阻血流频谱时,说明闭塞可能累及眼动脉开口近段及远段颈内动脉。

病例 18

【病史】男,64 岁,左侧肢体无力伴言语不清。既往有高血压、高脂血症病史,有吸烟及饮酒史。

【实验室检查】空腹血糖 5.47mmol/L,总胆固醇 5.53mmol/L,甘油三酯 1.98mmol/L。

【其他影像学检查】CTA 检查:右侧大脑中动脉 $M_{1\sim2}$ 段交界处重度狭窄。见图 18-1。

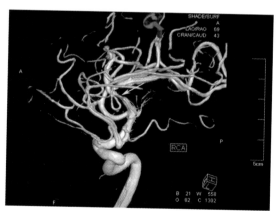

图 18-1 颅内动脉 CTA 图像

箭示右侧大脑中动脉 $M_{1\sim2}$ 段交界处重度狭窄。

【超声表现】见图 18-2。

【超声诊断】右侧大脑中动脉 $M_{1\sim2}$ 段交界处狭窄(重度)。

【超声诊断依据】经颅彩色多普勒超声显示右侧大脑中动脉 $M_{1\sim2}$ 段交界处可探及五彩镶嵌样血流信号。频谱多普勒超声显示右侧大脑中动脉 $M_{1\sim2}$ 段交界处血流速度明显增快, M_2 段血流速度及血流阻力减低。

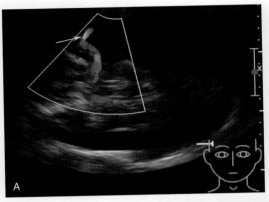
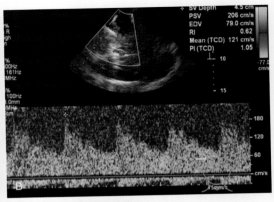
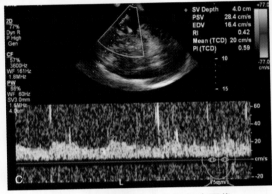

图 18-2　经颅彩色多普勒超声图像

A. 右侧大脑中动脉 $M_{1\sim2}$ 段交界处局部血流束变细，呈五彩镶嵌样血流信号（箭）；B. 右侧大脑中动脉 $M_{1\sim2}$ 段交界处血流速度明显增快，PSV 206cm/s；C. 右侧大脑中动脉 M_2 段血流速度及血流阻力减低，PSV 28cm/s，RI 0.42。

【推荐检查】建议结合 DSA 检查。

【病例诊断】右侧大脑中动脉 $M_{1\sim2}$ 段交界处狭窄（重度）。

【点评】大脑中动脉狭窄不仅累及 M_1 段，也可累及大脑中动脉全程。经颅彩色多普勒超声容易发现大脑中动脉 M_1 段狭窄，但需要特别注意对 $M_{1\sim2}$ 段交界处、M_2 段进行全面扫查。大脑中动脉狭窄时，彩色多普勒超声可显示五彩镶嵌样血流信号，对狭窄定位至关重要。

病例 19

【病史】男，49 岁，头晕 1 年，加重 1 周。既往有糖尿病病史。

【实验室检查】空腹血糖 6.5mmol/L，总胆固醇 3.15mmol/L，甘油三酯 0.65mmol/L。

【其他影像学检查】DSA 检查：右侧颈内动脉 C_7 段重度狭窄，狭窄段长度约 4mm，狭窄率约为 75%。见图 19-1。

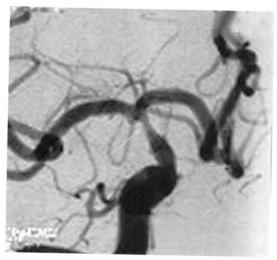

图 19-1 颅内动脉 DSA 图像

箭示右侧颈内动脉 C_7 段重度狭窄。

【超声表现】见图 19-2。

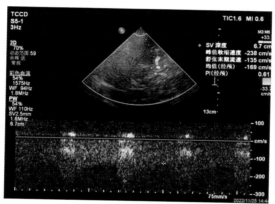

图 19-2 经颅彩色多普勒超声图像

右侧颈内动脉终末段可见五彩镶嵌样血流信号，
局部血流速度增快，PSV 238cm/s。

【超声诊断】右侧颈内动脉终末段狭窄（重度）。

【超声诊断依据】经颅彩色多普勒超声检查显示右侧颈内动脉终末段血流速度增快，局部可见五彩镶嵌样血流信号，PSV 238cm/s。

【推荐检查】建议结合 DSA 检查。

【病例诊断】右侧颈内动脉终末段狭窄（重度）。

【点评】本例患者经颅彩色多普勒超声检查显示右侧颈内动脉终末段血流速度增快，提示颈内动脉终末段狭窄，此时可结合颅内外动脉血流动力学变化及侧支循环开放情况对狭窄程度进行综合评价。

病例 20

【病史】男，66 岁，右侧肢体无力麻木 2 月余。

【实验室检查】空腹血糖 5.12mmol/L，总胆固醇 4.29mmol/L，甘油三酯 0.83mmol/L。

【其他影像学检查】MRA 检查：左侧大脑中动脉 M_1 段狭窄。见图 20-1。

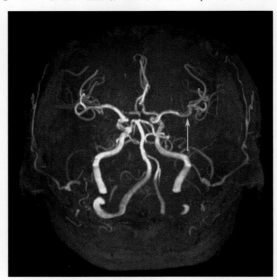

图 20-1　颅内动脉 MRA 图像
箭示左侧大脑中动脉 M_1 段狭窄。

【超声表现】见图 20-2。

【超声诊断】左侧颈内动脉起始处狭窄（重度）；左侧大脑中动脉 M_1 段狭窄。

【超声诊断依据】颈动脉超声检查显示左侧颈内动脉起始处重度狭窄；经颅彩色多普勒超声检查显示左侧大脑中动脉血流速度相对增快，频窗填充，提示左侧大脑中动脉狭窄可能。

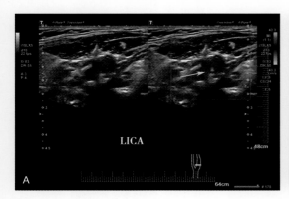
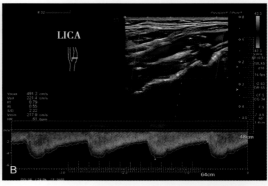

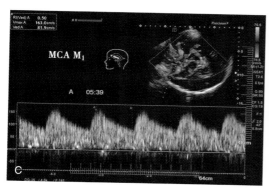
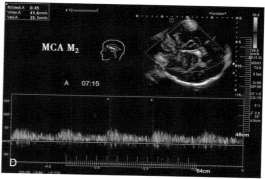
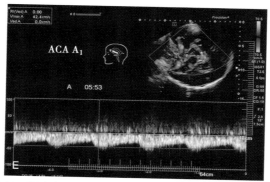

图 20-2　颈动脉彩色、频谱多普勒及经颅彩色多普勒超声图像

A、B. 彩色多普勒及频谱多普勒超声显示左侧颈内动脉（LICA）起始处重度狭窄（箭）；C、D. 经颅彩色多普勒超声显示左侧大脑中动脉（MCA）M_1 段狭窄，血流速度相对增快，PSV 163cm/s，M_2 段呈低速低阻血流频谱，PSV 42cm/s，RI 0.45；E. 左侧大脑前动脉（ACA）A_1 段呈低速低阻血流频谱，PSV 42cm/s，RI 0.42。

【推荐检查】建议结合 DSA 检查。

【病例诊断】左侧颈内动脉起始处狭窄（重度）；左侧大脑中动脉 M_1 段狭窄。

【点评】该患者为慢性病程，有右侧肢体麻木无力症状，颈动脉超声检查显示左侧颈内动脉起始处重度狭窄，狭窄以远的大脑中动脉和大脑前动脉血流速度、血流阻力应减低，但经颅彩色多普勒超声检查显示左侧大脑中动脉血流速度增快，提示此处也存在狭窄。对于颅内动脉和颈外动脉多发串联狭窄，远端狭窄不能仅凭血流速度来确定狭窄程度，此时，CTA、DSA 检查更能准确评估其狭窄程度。

病例 21

【病史】女，56 岁，头晕伴视物模糊。

【实验室检查】空腹血糖 5.57mmol/L，总胆固醇 5.02mmol/L，甘油三酯 1.52mmol/L。

【其他影像学检查】CTA 检查：左侧椎动脉 V_4 中远段闭塞，近段由小脑后下动脉供血。见图 21-1。

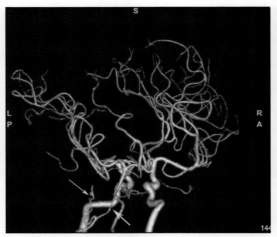

图 21-1　颅内动脉 CTA 图像

粗箭示左侧椎动脉 V_4 中远段闭塞，细箭示左侧
椎动脉 V_4 近段由小脑后下动脉供血。

【超声表现】见图 21-2。

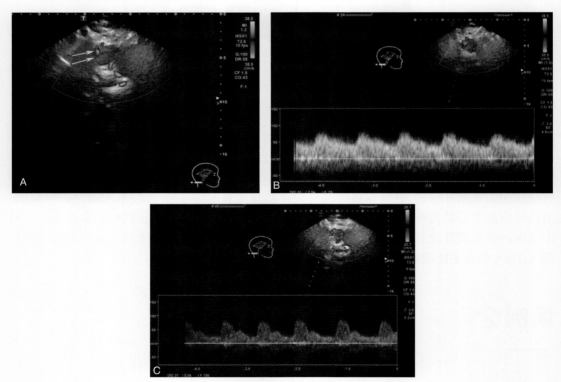

图 21-2　经颅彩色多普勒超声图像

A. 左侧椎动脉 V_4 近段、小脑后下动脉均呈反向血流信号（箭）；B. 左侧椎动脉 V_4 近段呈反向血流频谱；
C. 小脑后下动脉呈反向血流频谱。

【超声诊断】左侧椎动脉 V_4 中远段闭塞，近段由小脑后下动脉供血。

【超声诊断依据】左侧椎动脉 V_4 近段、小脑后下动脉均呈反向血流信号,左侧椎动脉 V_4 中远段未见明显血流信号。频谱多普勒超声显示左侧椎动脉 V_4 近段、小脑后下动脉均呈反向血流频谱。

【推荐检查】建议结合 DSA 检查。

【病例诊断】左侧椎动脉 V_4 中远段闭塞,近段由小脑后下动脉供血。

【点评】本例患者左侧椎动脉颅外段及颅内段均闭塞,右侧未探及小脑后下动脉,左侧小脑后下动脉血流反向,考虑血流来自基底动脉及其分支的代偿,此类病例相对罕见,需 DSA 明确诊断。

病例 22

【病史】女,65 岁,头晕伴右下肢无力 2 月余,加重 1 个月。既往有高血压及糖尿病病史。

【实验室检查】空腹血糖 10.16mmol/L,总胆固醇 3.15mmol/L,甘油三酯 1.51mmol/L。

【其他影像学检查】MRA 检查:基底动脉闭塞。见图 22-1。

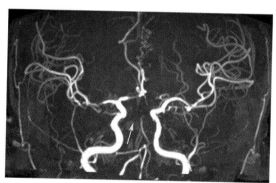

图 22-1　颅内动脉 MRA 图像
箭示基底动脉闭塞。

【超声表现】见图 22-2。

【超声诊断】基底动脉狭窄(重度)。

【超声诊断依据】颈动脉超声检查显示双侧椎动脉频谱形态呈高阻型,提示远段存在重度狭窄或闭塞性病变可能;经颅彩色多普勒超声检查显示基底动脉血流束局部变细,血流速度明显增快,诊断为基底动脉重度狭窄。

【推荐检查】建议结合 DSA 检查。

【病例诊断】基底动脉狭窄(重度)。

【点评】本例患者双侧椎动脉颅外段血流频谱形态呈高阻型,提示远段存在重度狭窄或闭塞性病变可能;经颅彩色多普勒超声进一步检查显示基底动脉重度狭窄,但 MRA 检查提示基底动脉未显影,考虑 MRA 诊断存在假阳性可能,明确诊断需进一步行 DSA 检查证实。

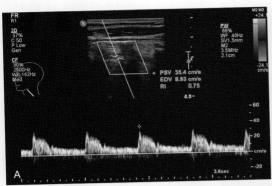
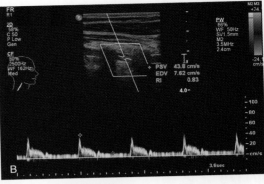
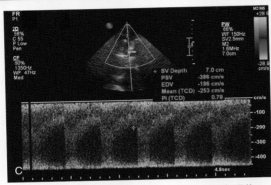

图 22-2　椎动脉及经颅彩色多普勒超声图像

A、B. 双侧椎动脉颅外段可探及高阻型血流频谱;C. 基底动脉血流束局部变细,
血流速度明显增快,PSV 386cm/s。

病例 23

【病史】男,60 岁,突发右侧肢体乏力,右上肢不能持物,右下肢不能站立,伴言语障碍。既往有高血压、糖尿病病史,有吸烟及饮酒史。

【实验室检查】空腹血糖 9.17mmol/L,总胆固醇 3.7mmol/L,甘油三酯 1.26mmol/L。

【其他影像学检查】CTA 检查:左侧大脑中动脉 M_1 远段重度狭窄,闭塞不除外;右侧颈内动脉闭塞,右侧后交通动脉开放;右侧大脑前动脉 A_1 段闭塞。见图 23-1。

【超声表现】见图 23-2。

【超声诊断】左侧大脑中动脉闭塞。

【超声诊断依据】经颅彩色多普勒超声于左侧大脑中动脉 M_1 远段未探及明显血流信号。频谱多普勒超声于左侧大脑中动脉走行区探及低速低阻动脉血流频谱。

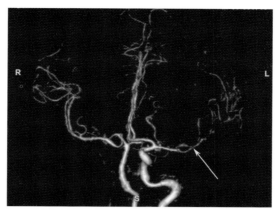

图 23-1 颅内动脉 CTA 图像

箭示左侧大脑中动脉 M₁ 远段重度狭窄,闭塞不除外。

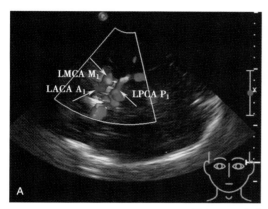
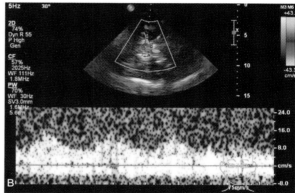

图 23-2 经颅彩色多普勒超声图像

A. 左侧大脑中动脉(LMCA)M₁ 远段未见明显血流信号(箭),左侧大脑前动脉(LACA)A₁ 段、左侧大脑后动脉(LPCA)P₁ 段均可见血流信号;B. 左侧大脑中动脉走行区可见低速低阻动脉血流频谱。

【推荐检查】建议结合 DSA 检查。

【病例诊断】左侧大脑中动脉闭塞。

【点评】大脑中动脉闭塞时,彩色多普勒超声有时会显示大脑中动脉走行区暗淡血流信号,频谱多普勒超声可探及低速低阻的动脉血流频谱。这可能与大脑中动脉周围侧支供血有关,可根据软脑膜支代偿是否开放,即大脑前动脉 A₂ 段或大脑后动脉 P₂ 段血流速度是否增快来区分是大脑中动脉病变还是颈内动脉病变。

病例 24

【病史】男,42 岁,突发一过性左侧肢体活动障碍 1 天。

【实验室检查】空腹血糖 5.2mmol/L，总胆固醇 3.86mmol/L，甘油三酯 0.87mmol/L。

【其他影像学检查】DSA 检查：右侧大脑中动脉重度狭窄。见图 24-1。

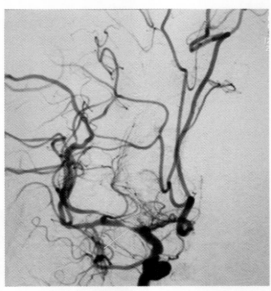

图 24-1　颅内动脉 DSA 图像

箭示右侧大脑中动脉重度狭窄。

【超声表现】见图 24-2。

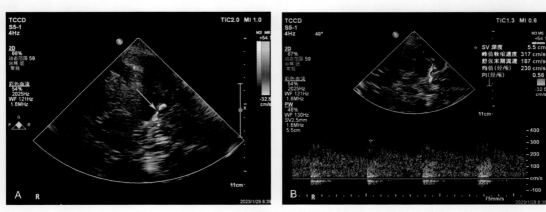

图 24-2　经颅彩色多普勒超声图像

A. 右侧大脑中动脉 M_1 段局部血流束变细，呈"束腰"征（箭）；

B. 频谱多普勒超声探及局部血流速度增快，呈湍流频谱，PSV 317cm/s。

【超声诊断】右侧大脑中动脉 M_1 段狭窄（重度）。

【超声诊断依据】经颅彩色多普勒超声检查显示右侧大脑中动脉局部血流束变细，呈"束腰"征；频谱多普勒超声探及局部血流速度增快，PSV 317cm/s，狭窄处呈湍流频谱。

【推荐检查】建议结合 DSA 检查。

【病例诊断】右侧大脑中动脉 M_1 段狭窄（重度）。

【点评】颅内动脉狭窄，彩色多普勒超声显示狭窄处血流信号呈"束腰"征，频谱多普勒超声于狭窄处可探及高速血流频谱。本例患者声像图符合大脑中动脉狭窄的超声改变。当动脉狭窄程度为极重度或接近闭塞时，血流量明显下降，狭窄段血流速度则明显降低，此时相邻血管，如大脑前动脉和/或大脑后动脉的血流速度则会代偿性增快。

病例 25

【病史】女，47 岁，头晕 1 月余，偶发左上肢麻木。既往有高血压、糖尿病及高脂血症病史。

【实验室检查】空腹血糖 6.11mmol/L，总胆固醇 6.88mmol/L，甘油三酯 1.13mmol/L。

【其他影像学检查】CTA 检查：右侧大脑中动脉 M_1 段重度狭窄。见图 25-1。

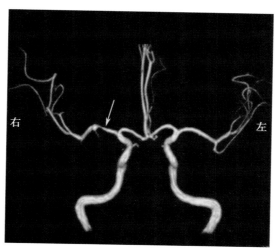

图 25-1　颅内动脉 CTA 图像
箭示右侧大脑中动脉 M_1 段重度狭窄。

【超声表现】见图 25-2。

【超声诊断】右侧大脑中动脉 M_1 段狭窄（重度）。

【超声诊断依据】经颅彩色多普勒超声检查显示右侧大脑中动脉 M_1 段血流束变细，呈"束腰"征，频谱多普勒超声探及高速湍流血流频谱，PSV 279cm/s，提示大脑中动脉 M_1 段重度狭窄。结合患者右侧大脑中动脉 M_2 段血流速度及血流阻力明显减低，血流频谱呈狭窄后改变，最终诊断为右侧大脑中动脉 M_1 段重度狭窄。

【推荐检查】建议结合 DSA 检查。

【病例诊断】右侧大脑中动脉 M_1 段狭窄（重度）。

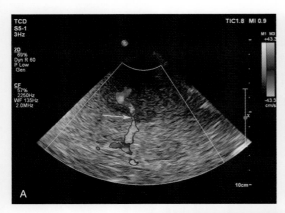
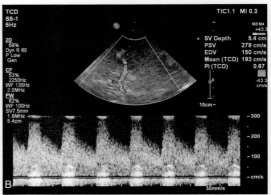
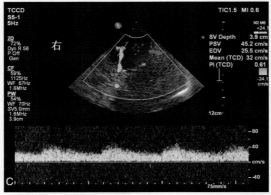

图 25-2 经颅彩色多普勒超声图像

A. 右侧大脑中动脉 M_1 段血流束变细,呈"束腰"征(箭);B. 右侧大脑中动脉 M_1 段血流速度明显增快,呈高速湍流频谱,PSV 279cm/s;C. 右侧大脑中动脉 M_2 段血流速度及血流阻力明显减低,PSV 45cm/s,RI 0.44。

【点评】本例患者既往有高血压、糖尿病、高脂血症病史,是颅内动脉粥样硬化性狭窄的高危人群,且患者近期有短暂性脑缺血发作,结合经颅彩色多普勒超声表现,诊断明确。

病例 26

【病史】男,49岁,一过性右侧肢体无力1月余。
【实验室检查】空腹血糖 5.39mmol/L,总胆固醇 5.55mmol/L,甘油三酯 0.61mmol/L。
【其他影像学检查】CTA 检查:左侧大脑中动脉 M_1 段狭窄。见图 26-1。
【超声表现】见图 26-2。

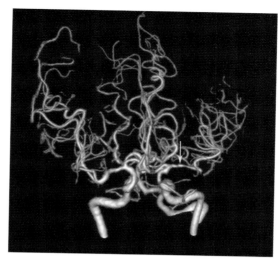

图 26-1　颅内动脉 CTA 图像

箭示左侧大脑中动脉 M_1 段狭窄。

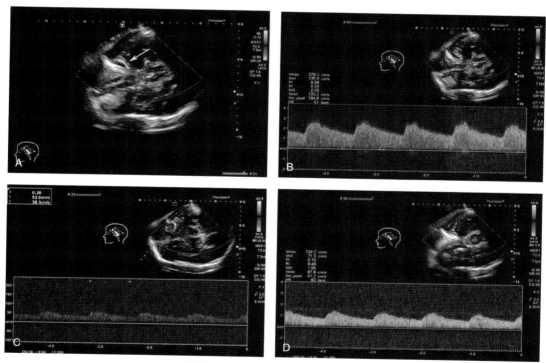

图 26-2　经颅彩色多普勒超声图像

A. 左侧大脑中动脉 M_1 段血流束变细,呈五彩镶嵌样血流信号(箭);B. 左侧大脑中动脉 M_1 段血流速度增快,PSV 270.1cm/s;C. 左侧大脑中动脉 M_2 段血流速度及阻力减低,PSV 52cm/s,RI 0.26;D. 左侧大脑后动脉 P_1 段血流速度较对侧增快,PSV 139cm/s。

【超声诊断】左侧大脑中动脉 M_1 段狭窄(重度);左侧大脑后动脉 - 左侧大脑中动脉软

脑膜支代偿形成可能。

【超声诊断依据】经颅彩色多普勒超声检查显示左侧大脑中动脉 M_1 段血流束变细,局部呈五彩镶嵌样血流信号,血流速度明显增快,M_2 段血流速度及血流阻力减低,提示左侧大脑中动脉 M_1 段重度狭窄。左侧大脑后动脉血流束未见变细,血流速度增快,考虑左侧大脑后动脉 - 左侧大脑中动脉软脑膜支代偿形成。

【推荐检查】建议结合 DSA 检查。

【病例诊断】左侧大脑中动脉 M_1 段狭窄(重度);左侧大脑后动脉 - 左侧大脑中动脉软脑膜支代偿形成。

【点评】当大脑中动脉狭窄时,可出现大脑前动脉 - 大脑中动脉及大脑后动脉 - 大脑中动脉软脑膜支代偿,经颅彩色多普勒超声表现为大脑前动脉 A_2 段及大脑后动脉 P_2 段血流速度增快。本例患者左侧大脑后动脉血流束未见变细,提示左侧大脑后动脉无狭窄,左侧大脑后动脉血流速度增快可能为软脑膜支代偿形成所致。但本例仅展示了患者左侧大脑后动脉 P_1 段血流速度增快,如有左侧大脑后动脉 P_2 段血流速度增快的图像,会使大脑后动脉 - 大脑中动脉软脑膜支代偿的诊断证据更加充分。本例患者仅出现大脑后动脉 - 大脑中动脉软脑膜支代偿可能与大脑前动脉纤细、局部狭窄或先天变异有关,可行 DSA 检查进一步明确诊断。

病例 27

【病史】男,64 岁,发作性左侧肢体无力、麻木伴言语不清 1 天余。既往有糖尿病病史,有吸烟、饮酒史。

【实验室检查】空腹血糖 8.67mmol/L,总胆固醇 4.73mmol/L,甘油三酯 1.23mmol/L。

【其他影像学检查】MRA 检查:右侧大脑中动脉 M_1 段局部狭窄。见图 27-1。

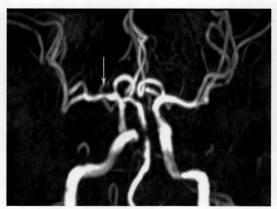

图 27-1　颅内动脉 MRA 图像

箭示右侧大脑中动脉 M_1 段局部狭窄。

【超声表现】见图 27-2。

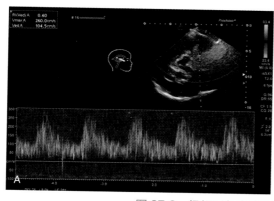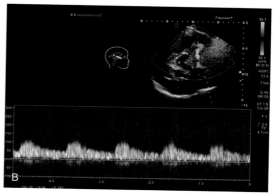

图 27-2　经颅彩色多普勒超声联合经颅超声造影图像

A. 右侧大脑中动脉 M_1 段血流速度增快，PSV 260cm/s；B. 右侧大脑中动脉 M_2 段
血流速度及血流阻力未见明显减低。

【超声诊断】右侧大脑中动脉 M_1 段狭窄（中度）。

【超声诊断依据】经颅彩色多普勒超声检查显示右侧大脑中动脉 M_1 段血流速度增快，M_2 段血流速度及血流阻力无明显减低。

【推荐检查】建议结合 DSA 检查。

【病例诊断】右侧大脑中动脉 M_1 段狭窄（中度）。

【点评】本例患者急性起病，呈发作性病程，且既往有糖尿病病史和吸烟、饮酒史，均为动脉粥样硬化危险因素。对于经颅彩色多普勒超声声窗差的患者，可联合经颅超声造影检查来提高颅内大血管的显示率。本例患者右侧大脑中动脉 M_1 段血流速度增快，远段血流速度及血流阻力无明显减低，超声诊断为右侧大脑中动脉 M_1 段中度狭窄，结合 MRA 检查诊断明确。

病例 28

【病史】女，47 岁，发作性右侧肢体无力伴言语不清。

【实验室检查】空腹血糖 4.79mmol/L，总胆固醇 6.04mmol/L，甘油三酯 0.74mmol/L。

【其他影像学检查】DSA 检查：左侧颈内动脉终末段狭窄（狭窄程度约 80%）。见图 28-1。

【超声表现】见图 28-2。

【超声诊断】左侧颈内动脉终末段狭窄（重度）。

【超声诊断依据】彩色多普勒超声显示颈内动脉终末段可见五彩镶嵌样血流信号。频谱多普勒超声显示颈内动脉终末段血流速度明显增快。

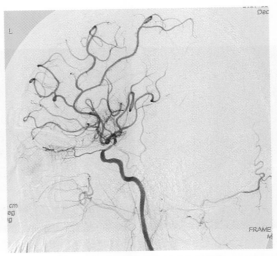

图 28-1　颅内动脉 DSA 图像
箭示左侧颈内动脉终末段狭窄。

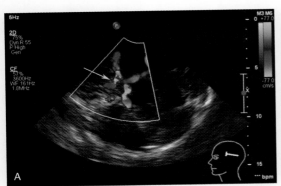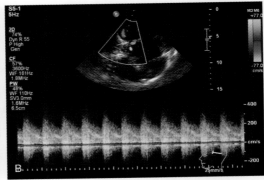

图 28-2　经颅彩色多普勒超声图像
A. 左侧颈内动脉终末段呈五彩镶嵌样血流信号（箭）；B. 频谱多普勒超声显示
左侧颈内动脉终末段血流速度明显增快，呈高速湍流频谱，PSV 369cm/s。

【推荐检查】建议结合 DSA 检查。

【病例诊断】左侧颈内动脉终末段狭窄（重度）。

【点评】经颅彩色多普勒超声可对大部分颈内动脉 C$_6$ 段和 C$_7$ 段进行探查，当 C$_6$ 段或 C$_7$ 段出现狭窄时，可根据局部显示的五彩镶嵌样血流信号确定狭窄位置，同时根据狭窄处及狭窄以远血流速度的改变判断狭窄程度。当同侧颈内动脉终末段重度狭窄时，需要进一步评估同侧前交通动脉及后交通动脉是否开放。

病例 29

【病史】男,70 岁,体检发现颈动脉斑块 1 月余。既往有吸烟及饮酒史。

【实验室检查】空腹血糖 4.40mmol/L,总胆固醇 3.13mmol/L,甘油三酯 1.08mmol/L。

【其他影像学检查】颅内动脉 MRA 检查:左侧大脑后动脉 P_1、P_2 段交界处狭窄。见图 29-1。

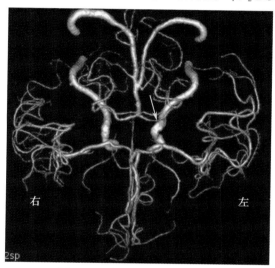

图 29-1　颅内动脉 MRA 图像

箭示左侧大脑后动脉 P_1、P_2 段交界处狭窄。

【超声表现】见图 29-2。

【超声诊断】左侧大脑后动脉 P_1、P_2 段交界处狭窄(中度)。

【超声诊断依据】左侧大脑后动脉 P_1、P_2 段交界处血流不规则变细,呈五彩镶嵌样血流信号,频谱多普勒超声可探及高速血流频谱,PSV 达 267cm/s,提示该处存在狭窄,但狭窄以远的 P_2 段血流速度及血流阻力未见明显异常,提示该处狭窄为中度狭窄。

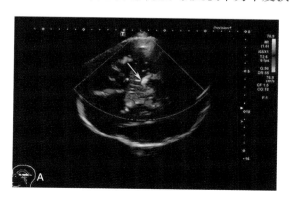

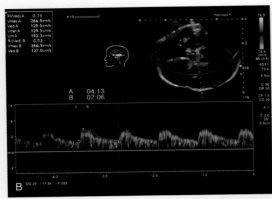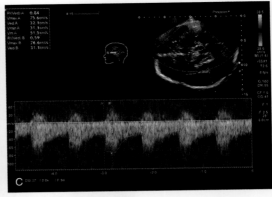

图 29-2　经颅彩色多普勒超声联合超声造影图像

A. 左侧大脑后动脉 P_1、P_2 段交界处血流不规则变细,呈五彩镶嵌样血流信号;B. 左侧大脑后动脉 P_1、P_2 段交界处 PSV 267cm/s;C. 左侧大脑后动脉 P_2 段血流速度及血流频谱未见明显异常。

【推荐检查】建议结合 DSA 检查。

【病例诊断】左侧大脑后动脉 P_1、P_2 段交界处狭窄(中度)

【点评】当发现大脑后动脉血流速度增快时,需要仔细鉴别血流速度增快的原因。当大脑后动脉中重度狭窄导致局部血流速度增快时,可出现局部血流束变细,典型表现为"束腰"征,狭窄处呈五彩镶嵌样血流信号,重度狭窄以远血流速度及血流阻力明显减低,轻中度狭窄以远血流速度及血流阻力未见明显减低,所以本例患者提示左侧大脑后动脉 P_1、P_2 段交界处中度狭窄。当颈内动脉系统缺血时后交通动脉开放、血流方向自后向前时,患侧大脑后动脉 P_1 段血流速度增快,P_2 段血流速度正常;当大脑中动脉缺血时脑膜支开放时,患侧大脑后动脉 P_2 段血流速度增快,P_1 段血流速度亦可增快。

病例 30

【病史】男,49 岁,头晕伴左下肢间断无力 1 月余。

【实验室检查】空腹血糖 5.12mmol/L,总胆固醇 2.89mmol/L,甘油三酯 1.88mmol/L。

【其他影像学检查】CTA 检查:右侧颈内动脉终末段重度狭窄近闭塞,右侧大脑中动脉远段分支减少。见图 30-1。

【超声表现】见图 30-2。

【超声诊断】右侧颈内动脉终末段狭窄(重度)。

【超声诊断依据】经颅彩色多普勒超声检查显示右侧颈内动脉终末段探及高速湍流动脉频谱,提示该处存在狭窄;右侧大脑中动脉血流阻力减低,考虑狭窄程度为重度。

【推荐检查】建议结合 DSA 检查。

【病例诊断】右侧颈内动脉终末段狭窄(重度)。

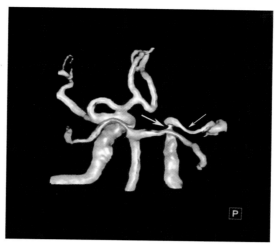

图 30-1 颅内动脉 CTA 图像
右侧颈内动脉终末段重度狭窄近闭塞(粗箭),
右侧大脑中动脉以远分支减少(细箭)。

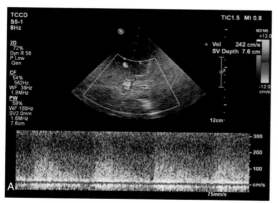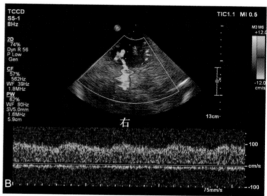

图 30-2 经颅彩色多普勒超声图像
A. 右侧颈内动脉终末段探及五彩镶嵌样血流信号,呈高速湍流频谱,PSV 242cm/s;
B. 右侧大脑中动脉血流阻力减低。

【点评】颈内动脉重度狭窄或闭塞时,狭窄以远的大脑中动脉及大脑前动脉可出现低速低阻型血流频谱。但颈内动脉终末段狭窄可能存在前、后交通动脉代偿,故本例患者狭窄以远大脑中动脉的血流速度未见明显减低,仅表现为血流阻力减低。本例患者在频谱多普勒超声测量颈内动脉终末段血流流速时,未进行角度校正,测量的血流速度存在偏差,且未评估患者前、后交通动脉开放情况。当前交通动脉开放时,患侧大脑前动脉 A_1 段血流反向,血流速度和血流阻力减低;当后交通动脉开放时,患侧大脑后动脉 P_1 段血流速度增快,血流方向自后向前。

病例 31

【病史】男,44 岁,一过性意识丧失伴右肢无力 8 天。既往有高血压、糖尿病及高脂血症病史,有吸烟及饮酒史。

【实验室检查】空腹血糖 8.45mmol/L,总胆固醇 4.20mmol/L,甘油三酯 2.21mmol/L。

【其他影像学检查】MRA 检查:左侧大脑中动脉 M_1 近段重度狭窄或闭塞,狭窄以远分支稀疏;右侧大脑中动脉 M_1 段多发狭窄,其中 M_1 远段重度狭窄;右侧大脑前动脉纤细。见图 31-1。

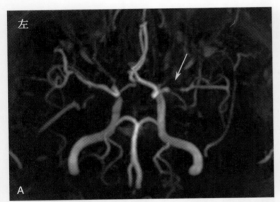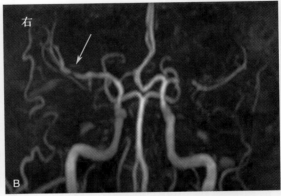

图 31-1　颅内动脉 MRA 图像

箭示左侧和右侧大脑中动脉 M_1 近段狭窄（A、B）。

【超声表现】见图 31-2。

【超声诊断】左侧大脑中动脉 M_1 段狭窄(重度);右侧大脑中动脉 M_1 段多发重度狭窄。

【超声诊断依据】经颅彩色多普勒超声检查显示左侧大脑中动脉 M_1 段重度狭窄,局部血流呈细线样,可探及高速血流信号,狭窄以远血流速度明显减低;右侧大脑中动脉 M_1 段多发狭窄,可探及多处高速血流信号,最窄处位于 M_1 远段,狭窄以远血流速度减低。

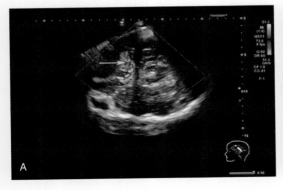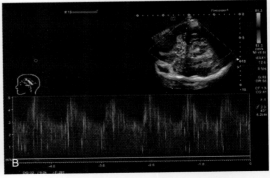

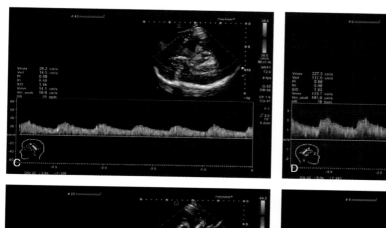
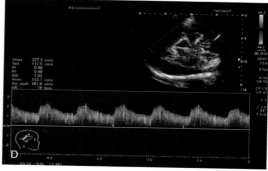
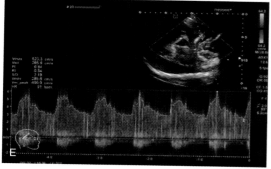
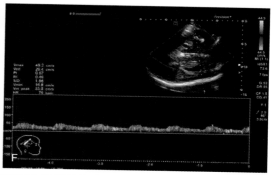

图 31-2　经颅彩色多普勒超声联合经颅超声造影图像

A~C.左侧大脑中动脉 M_1 近段狭窄，局部血流呈细线样（箭），血流速度明显增快，PSV 507cm/s，狭窄以远血流速度明显减低，PSV 28cm/s；D、E.右侧大脑中动脉 M_1 段可探及多处高速血流信号，最窄处位于 M_1 远段，PSV 523cm/s；F.右侧大脑中动脉 M_2 段血流速度及血流阻力减低，PSV 49cm/s。

【推荐检查】建议结合 DSA 检查。

【病例诊断】左侧大脑中动脉 M_1 近段重度狭窄或闭塞；右侧大脑中动脉 M_1 段多发狭窄，其中 M_1 远段重度狭窄。

【点评】颅内动脉可存在串联狭窄，超声探查时应注意彩色多普勒与频谱多普勒的结合，注意多角度及全程探查。

病例 32

【病史】男，70岁，头晕，发现左侧颈动脉狭窄 10 月余。

【实验室检查】空腹血糖 5.51mmol/L，总胆固醇 2.93mmol/L，甘油三酯 0.65mmol/L。

【其他影像学检查】CTA 检查：双侧颈内动脉虹吸段、双侧大脑中动脉、双侧大脑前动脉管壁毛糙，双侧大脑中动脉 M_2 段及双侧大脑前动脉局部狭窄。双侧大脑后动脉 P_2 段局部狭窄。见图 32-1。

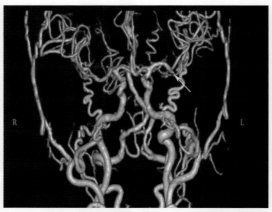

图 32-1 颅内动脉 CTA 图像

箭示大脑中动脉狭窄。

【超声表现】见图 32-2。

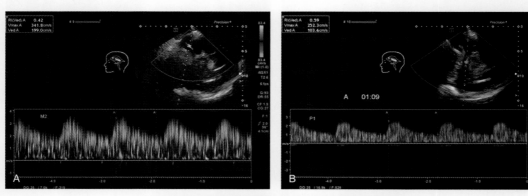

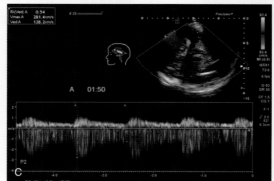

图 32-2 经颅彩色多普勒超声联合经颅超声造影图像

A. 左侧大脑中动脉 M_1 远段血流速度增快，PSV 341cm/s；B、C. 左侧大脑后动脉 P_1 段及 P_2 段
血流速度增快，P_1 段 PSV 252cm/s，P_2 段 PSV 281cm/s。

【超声诊断】左侧大脑中动脉狭窄（重度）；左侧大脑后动脉多发狭窄可能，左侧大脑后
动脉 - 大脑中动脉软脑膜支形成不除外。

【超声诊断依据】左侧大脑中动脉 M_1 远段血流速度明显增快,考虑重度狭窄。左侧大脑后动脉 P_1 段及 P_2 段血流速度增快,考虑多发狭窄可能,不除外左侧大脑后动脉 - 左侧大脑中动脉软脑膜支代偿形成。

【推荐检查】建议结合 DSA 检查。

【病例诊断】左侧大脑中动脉及双侧大脑后动脉狭窄。

【点评】本例患者经颅彩色多普勒超声提示左侧大脑中动脉狭窄,诊断明确,左侧大脑后动脉 P_1 段及 P_2 段血流速度增快,可能为狭窄所致,也可为软脑膜支代偿形成所致,应根据彩色多普勒超声表现及频谱形态进行鉴别,狭窄所致者彩色多普勒超声多表现为局部血流束变细,血流速度节段性增快,为高速湍流频谱。但本例患者左侧颞窗透声不佳,采用经颅彩色多普勒超声联合经颅超声造影检查后,会出现彩色血流信号的外溢,同时所测得的峰值流速较造影前会有所增高,诊断时应仔细辨别。在诊断颅内动脉狭窄方面,经颅多普勒超声是 CTA、MRA 的有效补充。

病例 33

【病史】男,32 岁,言语不清 50 余天。

【实验室检查】空腹血糖 5.06mmol/L,总胆固醇 3.68mmol/L,甘油三酯 1.84mmol/L。

【其他影像学检查】MRA 检查:左侧颈内动脉纤细、C_6 段、C_7 段狭窄、闭塞;左侧大脑中动脉 M_1 段纤细,局部显示欠清,远端分支稀疏;左侧大脑前动脉 A_1 段缺如;右侧颈内动脉末端 - 大脑前、中动脉分叉部局部显影断续。见图 33-1。

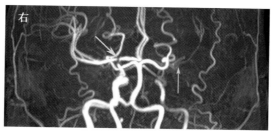

图 33-1　颅内动脉 MRA 图像
箭示左侧大脑前动脉 A_1 段缺如(细箭);右侧颈内动脉末端 - 大脑前、
中动脉分叉部局部显影断续(粗箭)。

【超声表现】见图 33-2。

【超声诊断】左侧大脑中动脉重度狭窄或闭塞;左侧大脑前动脉 A_1 段缺如或闭塞可能。

【超声诊断依据】经颅彩色多普勒超声检查于左侧大脑中动脉走行区未探及连续血流信号,仅探及低速低阻动脉血流频谱,考虑大脑中动脉重度狭窄或闭塞;左侧大脑前动脉 A_1 段走行区未探及血流信号,考虑左侧大脑前动脉 A_1 段缺如或闭塞可能。

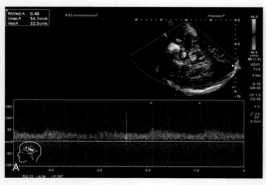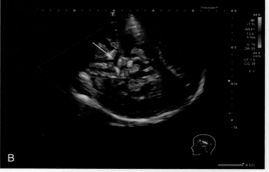

图 33-2　经颅彩色多普勒超声图像

A. 左侧大脑中动脉走行区未探及连续血流信号,仅探及低速低阻动脉血流频谱,PSV 54cm/s,RI 0.40；
B. 左侧大脑前动脉 A_1 段走行区未探及血流信号(箭)。

【推荐检查】建议结合 DSA 检查。

【病例诊断】左侧大脑中动脉重度狭窄或闭塞；左侧大脑前动脉 A_1 段缺如。

【点评】本例患者经颅彩色多普勒超声显示左侧大脑中动脉走行区未探及连续血流信号,仅探及低速低阻动脉血流频谱,考虑大脑中动脉重度狭窄或闭塞。左侧大脑前动脉 A_1 段走行区未探及血流信号,可能为大脑前动脉 A_1 段缺如或闭塞所致,经颅彩色多普勒超声对二者的鉴别存在一定困难。左侧大脑前动脉 A_1 段未显示,右侧大脑前动脉可通过前交通动脉向左侧大脑前动脉 A_2 段供血。本例患者建议补充压颈试验,若压迫右侧颈总动脉后左侧大脑前动脉 A_2 段血流速度减低,则更有利于证明左侧大脑前动脉的血流来源于右侧颈内动脉。

病例 34

【病史】女,34 岁,发作性言语不清 28 小时。

【实验室检查】空腹血糖 6.14mmol/L,总胆固醇 3.52mmol/L,甘油三酯 1.21mmol/L。

【其他影像学检查】MRA 检查:左侧颈内动脉 C_{4-7} 段显示欠清；左侧大脑中动脉、左侧大脑前动脉未见明确显示；左侧胚胎型大脑后动脉。见图 34-1。DSA 检查见图 34-2。

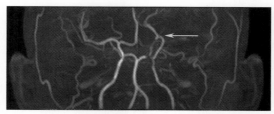

图 34-1　颅内动脉 MRA 图像

箭示左侧颈内动脉 C_{4-7} 段显示欠清。

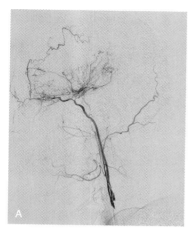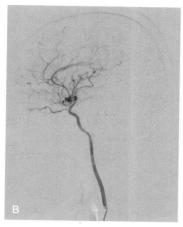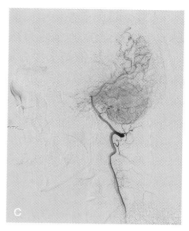

图 34-2 颅内动脉 DSA 图像

A. 左侧颈内动脉终末段及大脑前动脉、大脑中动脉主干未显影，代之以少量烟雾状血管，迂曲扩张，向深部供血，左侧眼动脉 - 左侧大脑镰前动脉 - 左侧大脑前动脉侧支建立；B. 右侧颈内动脉、大脑中动脉、大脑前动脉未见明显狭窄；C. 右侧大脑后动脉显影良好未见明显狭窄。

【超声表现】见图 34-3。

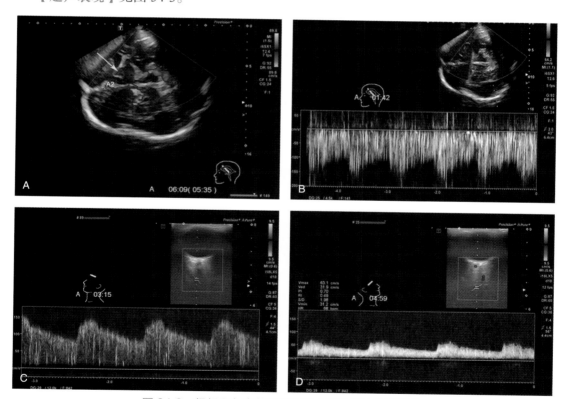

图 34-3 经颅彩色多普勒超声联合经颅超声造影图像

A、B. 左侧颈内动脉终末段、左侧大脑前动脉、左侧大脑中动脉未显示（箭），左侧大脑后动脉 P₂ 段血流速度增快；C、D. 双侧眼动脉血流方向正常，左侧眼动脉血流速度增快，RI 减低。

【超声诊断】左侧颈内动脉终末段、大脑前动脉、大脑中动脉重度狭窄或闭塞；左侧眼动脉血流速度增快,血流阻力减低,考虑左侧眼动脉代偿供血所致。

【超声诊断依据】经颅彩色多普勒超声检查发现左侧颈内动脉终末段、大脑前动脉、大脑中动脉主干水平无连续血流信号,提示左侧颈内动脉终末段、大脑前动脉、大脑中动脉重度狭窄或闭塞；左侧眼动脉血流频谱方向正常,但是频谱呈颅内化改变,考虑代偿供血所致。

【推荐检查】建议结合 DSA 检查。

【病例诊断】左侧颈内动脉终末段、大脑前动脉、大脑中动脉闭塞；左侧眼动脉 - 左侧大脑镰前动脉 - 左侧大脑前动脉侧支形成。

【点评】本例患者行经颅彩色多普勒超声检查发现左侧颈内动脉终末段、大脑前动脉、大脑中动脉重度狭窄或闭塞；左侧眼动脉侧支建立。对于前循环颅内动脉检查结果,经颅彩色多普勒超声、MRA 及 DSA 相一致。

病例 35

【病史】男,72 岁,左侧肢体无力伴言语不清半年,外院诊断为"脑梗死"。既往有糖尿病病史 20 余年。

【实验室检查】空腹血糖 11.07mmol/L,总胆固醇 3.58mmol/L,甘油三酯 1.41mmol/L。

【其他影像学检查】颅内动脉 CTA 检查：左侧大脑中动脉 M_1 近段重度狭窄,远段次全闭塞。见图 35-1。

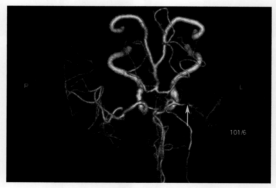

图 35-1　颅内动脉 CTA 图像
箭示左侧大脑中动脉 M_1 近段重度狭窄。

【超声表现】见图 35-2。

【超声诊断】左侧大脑中动脉 M_1 近段重度狭窄,远段次全闭塞可能,左侧大脑前动脉 - 左侧大脑中动脉及左侧大脑后动脉 - 左侧大脑中动脉软脑膜支代偿形成可能。

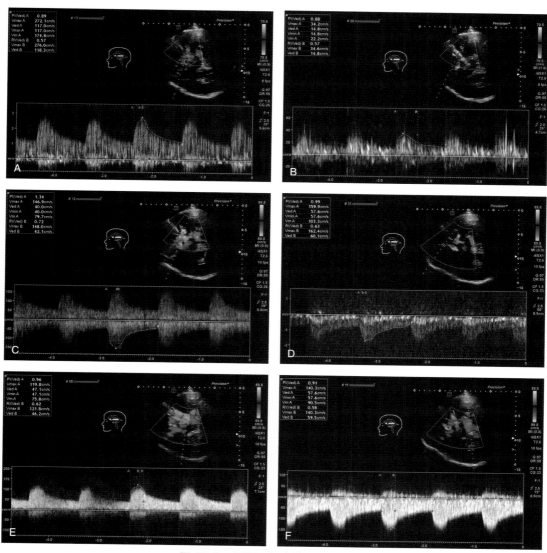

图 35-2 经颅彩色多普勒超声图像

A、B. 左侧大脑中动脉 M_1 近段流速增快,PSV 272cm/s,远段血流速度及血流阻力减低,PSV 34cm/s,RI 0.57;C、D. 左侧大脑前动脉 A_1 段、A_2 段血流速度增快,PSV 分别为 147cm/s、160cm/s;E、F. 左大脑后动脉 P_1 段、P_2 段血流速度增快,PSV 分别为 120cm/s、140cm/s。

【超声诊断依据】左侧大脑中动脉 M_1 近段血流速度增快,提示 M_1 近段存在狭窄,M_1 远段血流速度明显减低,提示 M_1 远段次全闭塞;左侧大脑前动脉及大脑后动脉血流速度增快,考虑左侧大脑前动脉 - 左侧大脑中动脉及左侧大脑后动脉 - 左侧大脑中动脉软脑膜支代偿形成可能。

【推荐检查】建议结合 DSA 检查。

【病例诊断】左侧大脑中动脉 M_1 近段重度狭窄,远段次全闭塞;左侧大脑前动脉 - 左侧大脑中动脉及左侧大脑后动脉 - 左侧大脑中动脉软脑膜支代偿形成。

【点评】颅内动脉存在狭窄时会导致局部血流速度增快,当狭窄率约为 90% 时,狭窄处血流速度可达到峰值,当狭窄率>90%时,血流速度会明显减低。本例患者大脑中动脉 M_1 近段血流速度明显增快,提示 M_1 近段存在狭窄,远段流速明显减低,提示远段次全闭塞。颅内动脉狭窄会导致侧支循环开放,除前交通动脉及后交通动脉所形成的一级侧支外,大脑中动脉、大脑前动脉、大脑后动脉之间还存在细小的软脑膜支代偿,本例患者左侧大脑中动脉狭窄造成远段血供减少,促使左侧大脑前动脉 - 左侧大脑中动脉及左侧大脑后动脉 - 左侧大脑中动脉软脑膜支代偿开放。软脑膜支为二级侧支,管腔细小,通常不易在超声及 CTA 中观察到,当出现软脑膜支代偿时,大脑前动脉及大脑后动脉血流速度会代偿性增快,可作为判断软脑膜支代偿开放的间接指标。

病例 36

【病史】女,76 岁,间断头晕 6 年,体检发现左侧颈内动脉狭窄。既往有高血压及糖尿病病史。

【实验室检查】空腹血糖 9.47mmol/L,总胆固醇 6.35mmol/L,甘油三酯 1.21mmol/L。

【其他影像学检查】颅内动脉 CTA 检查:左大脑后动脉 P_2 近段重度狭窄。见图 36-1。

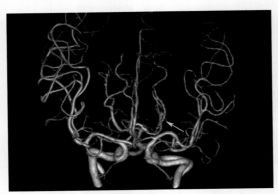

图 36-1　颅内动脉 CTA 图像
箭示左大脑后动脉 P_2 近段重度狭窄。

【超声表现】见图 36-2。

【超声诊断】左侧大脑后动脉 P_2 近段狭窄(重度)。

【超声诊断依据】彩色多普勒超声显示左侧大侧脑后动脉 P_2 近段纤细,血流信号呈五彩镶嵌样,狭窄处血流速度明显增快,PSV 320cm/s,狭窄以远血流速度减低,PSV 35cm/s。

【推荐检查】建议结合 DSA 检查。

【病例诊断】左侧大脑后动脉 P_2 近段狭窄(重度)。

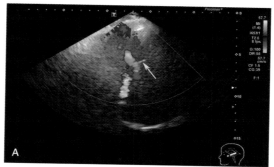

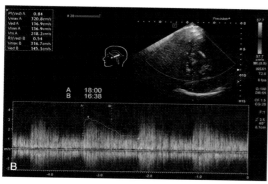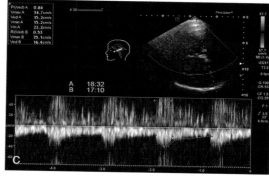

图 36-2　经颅彩色多普勒超声图像

A. 经颅彩色多普勒超声显示左侧大脑后动脉 P_2 近段纤细,可探及五彩镶嵌样血流信号(箭);B. 频谱多普勒超声测得左侧大脑后动脉 P_2 近段血流速度明显增快,PSV 320cm/s;C. 左侧大脑后动脉 P_2 远段血流呈低速低阻改变,PSV 35cm/s。

【点评】本例患者既往有高血压及糖尿病病史,体检发现左侧颈内动脉重度狭窄,经颅彩色多普勒超声显示左侧大脑后动脉 P_2 近段血流速度增快。血流速度增快可能由于狭窄或软脑膜支代偿形成所致。本例患者彩色多普勒超声可观察到左侧大脑后动脉 P_2 近段管径纤细,且 P_2 远段血流呈低速低阻改变,符合重度狭窄的血流动力学改变,因此 P_2 近段血流速度增快为重度狭窄所致,而非代偿性血流速度增快。

病例 37

【病史】女,56 岁,右侧肢体无力,运动性失语,记忆力下降 9 月余。既往有脑出血病史,无高血压、糖尿病病史,无吸烟及饮酒史。

【实验室检查】空腹血糖 5.27mmol/L,总胆固醇 3.98mmol/L,甘油三酯 1.56mmol/L。

【其他影像学检查】DSA 检查:双侧颈内动脉终末段局部变窄,双侧大脑前动脉、大脑中动脉未见明确显影;双侧大脑中动脉 M_1 段走行区可见异常烟雾状血管影。见图 37-1。

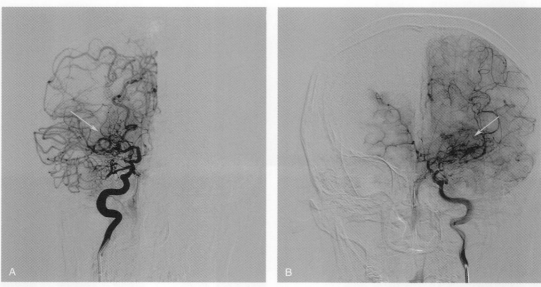

图 37-1 颅内动脉 DSA 图像

A. 右侧大脑中动脉走行区见烟雾血管影(箭);B. 左侧大脑中动脉走行区见烟雾血管影(箭)。

【超声表现】见图 37-2。

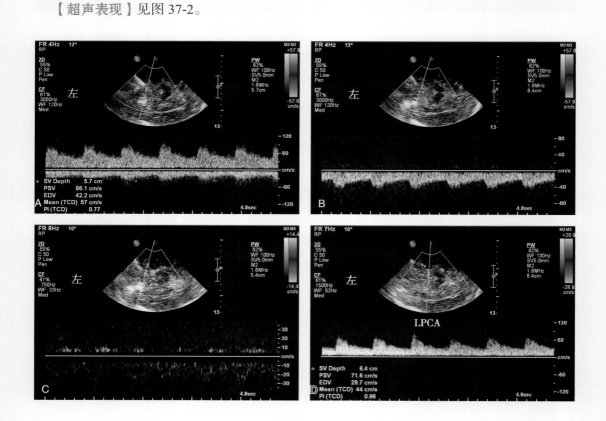

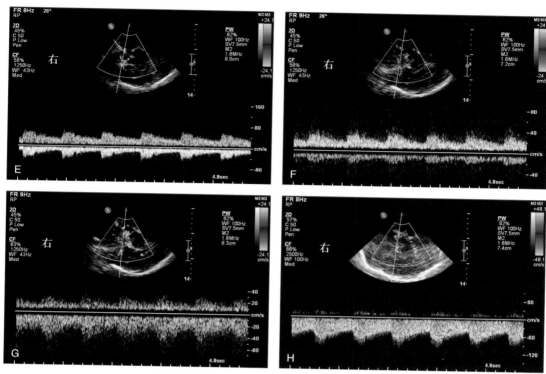

图 37-2　经颅彩色多普勒超声图像

A. 左侧颈内动脉终末段血流速度、频谱形态未见明显异常；B. 左侧大脑前动脉走行区探及低速低阻动脉频谱；C. 左侧大脑中动脉走行区未探及连续的彩色血流信号；D. 左侧大脑后动脉（LPCA）血流速度及频谱形态未见明显异常；E. 右侧颈内动脉终末段血流速度及频谱形态未见明显异常；F、G. 右侧大脑前动脉、右侧大脑中动脉走行区探及低速低阻动脉频谱；H. 右侧大脑后动脉血流速度、频谱形态未见明显异常。

【超声诊断】双侧大脑前动脉、双侧大脑中动脉重度狭窄或闭塞。

【超声诊断依据】经颅彩色多普勒超声检查显示双侧颈内动脉终末段血流速度及频谱形态无明显异常，而双侧大脑前动脉及大脑中动脉主干水平未见连续彩色血流信号，血流频谱呈低速低阻动脉频谱，提示上述血流频谱改变源于双侧大脑前动脉及大脑中动脉的重度狭窄或闭塞。

【推荐检查】建议结合 DSA 检查。

【病例诊断】烟雾病。

【点评】本例患者无高血压、糖尿病、高血脂病史和吸烟、饮酒史。经颅彩色多普勒超声检查提示双侧大脑前动脉及大脑中动脉重度狭窄或闭塞。结合患者的既往史及经颅彩色多普勒超声表现，考虑为烟雾病，经 DSA 检查证实。对于双侧颈内动脉终末段狭窄情况的判断，DSA 通过造影剂充盈情况观察血管管径及管腔是否通畅，然而 DSA 检查无法评估血流动力学情况，由于血管走行迂曲及投射角度等原因，DSA 检查对轻度狭窄和无明显狭窄血管的鉴别存在一定的局限性。超声检查可评估血流动力学情况，在一定程度上降低 DSA 诊断的假阳性率。

病例 38

【病史】男,35 岁,言语不清、右侧肢体无力 1 年余。

【实验室检查】空腹血糖 4.63mmol/L,总胆固醇 4.18mmol/L,甘油三酯 1.14mmol/L。

【其他影像学检查】CTA 检查:双侧颈内动脉终末段明显狭窄,双侧大脑中动脉主干未显示,分支稀疏显影;双侧大脑前动脉 A_1 段局部粗细不均,远端纤细;双侧大脑后动脉末端延长,双侧大脑中动脉皮层分支可见显示,符合烟雾病表现;见图 38-1。DSA 检查见图 38-2。

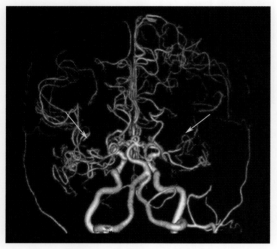

图 38-1 颅内动脉 CTA 图像
箭示双侧大脑中动脉主干未显示。

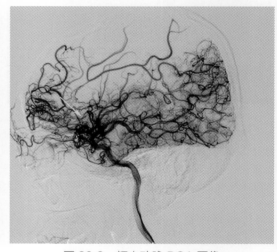

图 38-2 颅内动脉 DSA 图像
箭示烟雾血管形成。

【超声表现】见图 38-3。

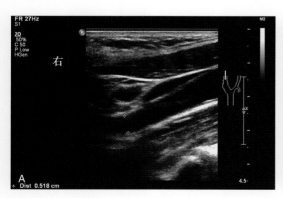

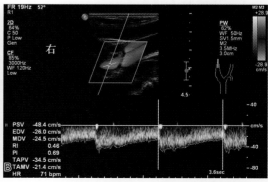

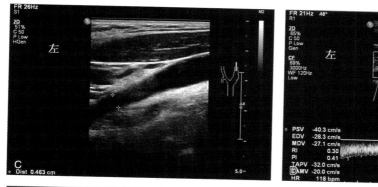
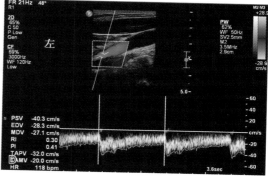
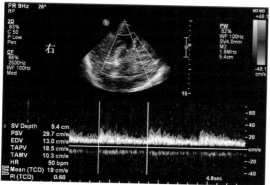
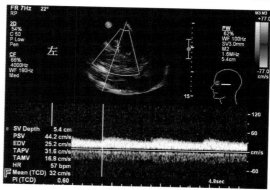
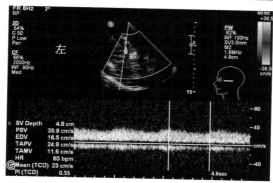

图 38-3　颈动脉及经颅彩色多普勒超声图像

A~D. 双侧颈内动脉内径、血流速度、频谱形态未见明显异常；E~G. 双侧大脑中动脉、左侧大脑前动脉
走行区探及低速低阻动脉频谱，右侧大脑前动脉主干水平未见明显连续彩色血流信号。

【超声诊断】双侧大脑中动脉及大脑前动脉闭塞可能。

【超声诊断依据】颈动脉超声检查未见明显斑块形成。经颅彩色多普勒超声检查显示
双侧大脑中动脉及大脑前动脉走行区未见明显连续血流信号，可探及低速低阻动脉频谱，提
示双侧大脑中动脉及大脑前动脉闭塞可能。

【推荐检查】建议结合 DSA 检查。

【病例诊断】烟雾病。

【点评】该患者为年轻男性，且患者无糖尿病、高脂血症病史和吸烟、饮酒史。颈动脉超
声检查未见明显斑块形成，经颅彩色多普勒超声检查提示双侧大脑中动脉及大脑前动脉闭

塞可能,结合患者年龄及相关病史,考虑烟雾病可能性大,经 CTA 及 DSA 检查证实。DSA 显示后循环向大脑中动脉区域代偿供血,超声可通过检测双侧大脑后动脉血流速度是否增快进一步验证。本例患者无大脑后动脉相关血流情况的信息,建议实际工作中对大脑后动脉是否参与代偿进行评估。

病例 39

【病史】女,30 岁,右侧肢体无力 6 月余。

【实验室检查】空腹血糖 4.61mmol/L,总胆固醇 4.98mmol/L,甘油三酯 1.21mmol/L。

【其他影像学检查】CTA 检查:符合烟雾病表现;双侧颈内动脉颅内段末端狭窄,双侧大脑中动脉 M_1 段明显纤细中断,大部分显示不清。双侧大脑前动脉主干显示欠清,颅底形成多发纤细异常血管网,双侧后交通动脉开放,双侧软脑膜支代偿形成。见图 39-1。

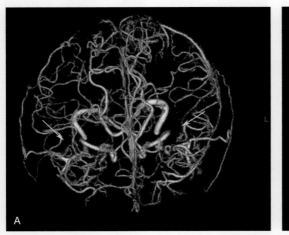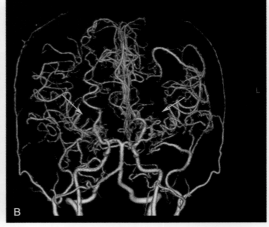

图 39-1　颅内动脉 CTA 图像(A、B)

A. 双侧大脑中动脉 M_1 段显示不清(箭);B. 双侧大脑前动脉主干显示欠清(箭)。

【超声表现】见图 39-2。

【超声诊断】双侧大脑中动脉及大脑前动脉闭塞可能;右侧大脑后动脉 - 大脑中动脉软脑膜支代偿形成。

【超声诊断依据】大脑后动脉血流速度增快可由不同原因所致。如大脑后动脉血流速度仅为局部节段性增快,多考虑自身狭窄所致;如果大脑中动脉存在闭塞性病变,且大脑后动脉血流表现为非节段性血流速度增快时,则应考虑大脑后动脉 - 大脑中动脉软脑膜侧支代偿形成所致。由于本例患者左侧颞窗透声不佳,且存在超声造影检查禁忌证,因此未对左侧大脑后动脉及侧支循环进行评估。对于颞窗透声不佳,无超声造影检查禁忌证的患者,可行超声造影检查增加颅内大血管的显示率。

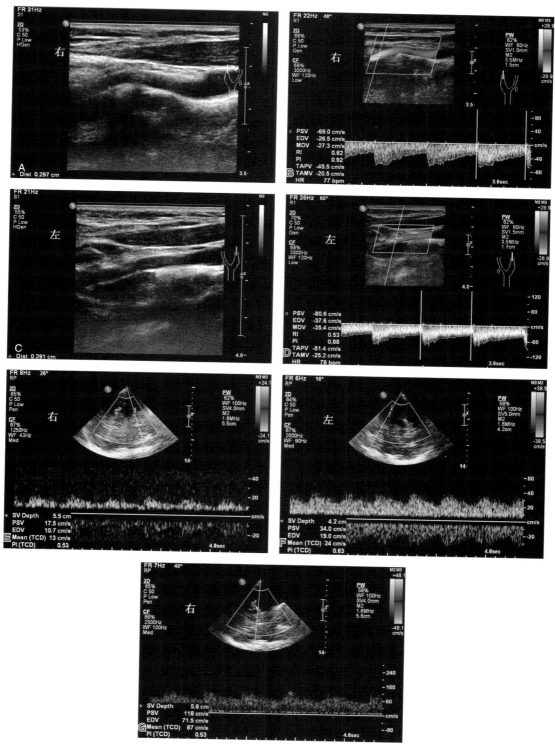

图 39-2　颈动脉及经颅彩色多普勒超声图像

A~D. 双侧颈内动脉内径细,血流速度、频谱形态未见明显异常;E~G. 双侧大脑中动脉走行区未见明显连续血流信号,探及低速低阻动脉频谱,双侧大脑前动脉走行区未探及明显连续血流信号;右侧大脑后动脉血流速度增快。

【推荐检查】建议结合 DSA 检查。

【病例诊断】烟雾病。

【点评】该患者左侧颞窗透声不佳,存在超声造影检查禁忌证,无法行超声造影检查,因此不能对左侧大脑后动脉及侧支循环进行评估。

病例 40

【病史】男,55 岁,间断头晕、头痛 8 年余。

【实验室检查】空腹血糖 6.2mmol/L,总胆固醇 2.97mmol/L,甘油三酯 0.56mmol/L。

【其他影像学检查】CTA 检查:左侧大脑中动脉闭塞。见图 40-1。

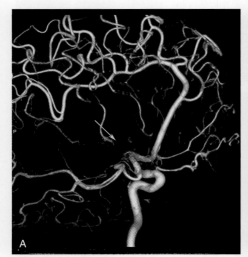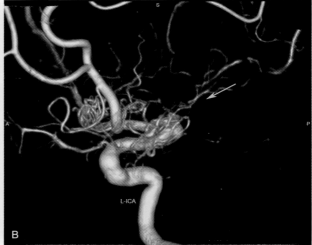

图 40-1　颅内动脉 CTA 图像

箭示左侧大脑中动脉闭塞(A、B)。

【超声表现】见图 40-2。

【超声诊断】左侧大脑中动脉闭塞。

【超声诊断依据】经颅彩色多普勒超声检查显示左侧大脑中动脉走行区未见明显连续血流信号,考虑左侧大脑中动脉闭塞。

【推荐检查】建议结合 DSA 检查。

【病例诊断】左侧大脑中动脉闭塞。

【点评】该患者因头晕、头痛就诊。当考虑大脑中动脉闭塞时,应进一步检查大脑前动脉及大脑后动脉,评估侧支循环代偿情况,为临床诊疗决策提供更多依据。

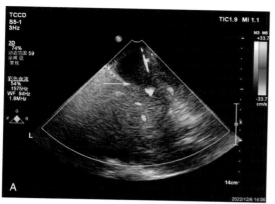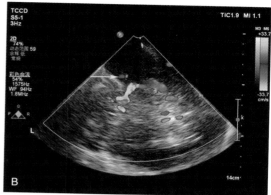
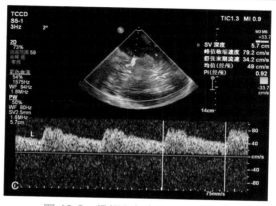

图 40-2　经颅彩色多普勒超声图像

A、B. 左侧大脑中动脉走行区未见明显连续血流信号(箭),仅见断续、点状血流信号;
C. 左侧大脑后动脉血流速度及频谱形态未见明显异常。

病例 41

【病史】女,40 岁,头晕 5 年,左侧口角下垂、流涎 1 周。

【实验室检查】空腹血糖 3.81mmol/L,总胆固醇 3.93mmol/L,甘油三酯 1.68mmol/L。

【其他影像学检查】CTA 检查:双侧颈内动脉末端偏细,双侧大脑前动脉、双侧大脑中动脉显示不清,双侧后交通动脉存在。见图 41-1。

【超声表现】见图 41-2。

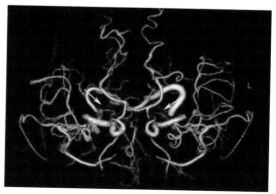

图 41-1　颅内动脉 CTA 图像

箭示双侧大脑中动脉显示不清(箭)。

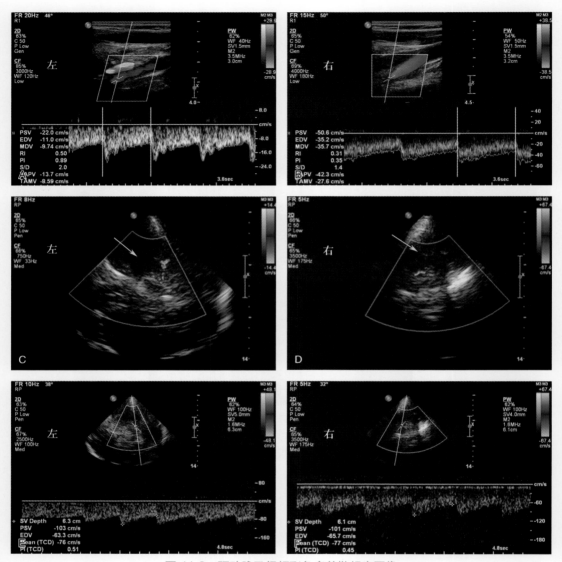

图 41-2　颈动脉及经颅彩色多普勒超声图像

A、B. 双侧颈内动脉内径正常,血流速度相对减低,左侧为著;C、D. 双侧颈内动脉终末段、大脑中动脉、大脑前动脉走行区未见连续血流信号(箭),仅探及星点状、断续血流信号;E、F. 双侧大脑后动脉血流速度增快。

【超声诊断】双侧颈内动脉终末段、大脑中动脉、大脑前动脉闭塞可能;双侧大脑后动脉 - 大脑中动脉软脑膜支代偿形成。

【超声诊断依据】颈动脉超声检查双侧颈内动脉 C_1 段血流速度相对减低,左侧为著,考虑与远段重度狭窄或近闭塞有关。经颅彩色多普勒超声检查显示双侧颈内动脉终末段、大脑中动脉、大脑前动脉走行区未见连续血流信号,考虑闭塞可能。双侧大脑后动脉血流速度增快,结合 CTA 检查,考虑双侧大脑后动脉 - 大脑中动脉软脑膜支代偿形成。

【推荐检查】建议结合 DSA 检查。

【病例诊断】烟雾病。

【点评】烟雾病通常累及双侧颈内动脉终末段、大脑中动脉及大脑前动脉,双侧颈内动脉 C_1 段血流速度及血流阻力减低,可能与远段阻塞性病变有关。双侧大脑后动脉血流速度增快,结合患者前循环存在闭塞性病变,考虑双侧大脑后动脉-大脑中动脉侧支循环形成可能。

病例 42

【病史】男,36 岁,间断头晕、头痛 2 月余。
【实验室检查】空腹血糖 4.13mmol/L,总胆固醇 4.33mmol/L,甘油三酯 1.33mmol/L。
【其他影像学检查】DSA 检查:右侧大脑中动脉闭塞。见图 42-1。

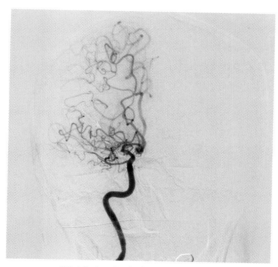

图 42-1　颅内动脉 DSA 图像
箭示右侧大脑中动脉闭塞。

【超声表现】见图 42-2。
【超声诊断】右侧大脑中动脉闭塞可能,右侧大脑后动脉-大脑中动脉软脑膜支代偿形成可能。
【超声诊断依据】经颅彩色多普勒超声检查显示右侧大脑中动脉走行区未探及连续彩色血流信号,仅探及低速低阻动脉频谱,考虑右侧大脑中动脉闭塞可能;右侧大脑后动脉血流速度增快,考虑右侧大脑后动脉-大脑中动脉软脑膜支代偿形成可能性大。
【推荐检查】建议结合 DSA 检查。
【病例诊断】右侧大脑中动脉闭塞。

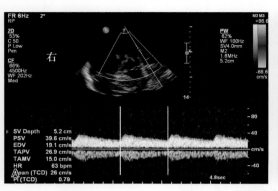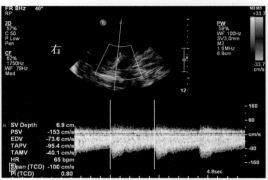

图 42-2　经颅彩色多普勒超声图像

A. 右侧大脑中动脉走行区未探及连续彩色血流信号,仅探及低速低阻动脉频谱;

B. 右侧大脑后动脉血流速度增快,PSV 153cm/s。

【点评】本例患者无高血压、糖尿病、高脂血症及吸烟、饮酒史。患者资料中未提示动脉粥样硬化表现,经颅彩色多普勒超声检查显示右侧大脑中动脉走行区未探及连续彩色血流信号,仅探及低速低阻动脉频谱,患者右侧大脑中动脉闭塞的诊断与 DSA 检查一致。结合病史,其病因诊断不除外烟雾病可能。患者右侧大脑后动脉血流速度增快,在检查过程中应注意鉴别为节段性增快或非节段性增快,从而鉴别该现象是由自身血管狭窄所致还是侧支循环开放所致。

病例 43

【病史】男,13 岁。2 年前突发右侧肢体活动障碍,伴恶心、呕吐、意识不清。

【实验室检查】常规实验室检查结果无明显异常。

【其他影像学检查】DSA 检查:双侧颈内动脉终末段闭塞,伴有烟雾血管形成。见图 43-1。

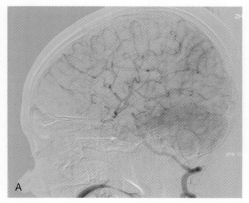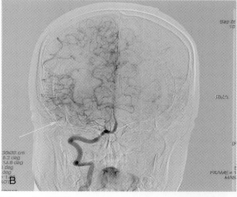

图 43-1　颅内动脉 DSA 图像

箭示双侧颈内动脉末段闭塞(A、B)。

【超声表现】见图 43-2。

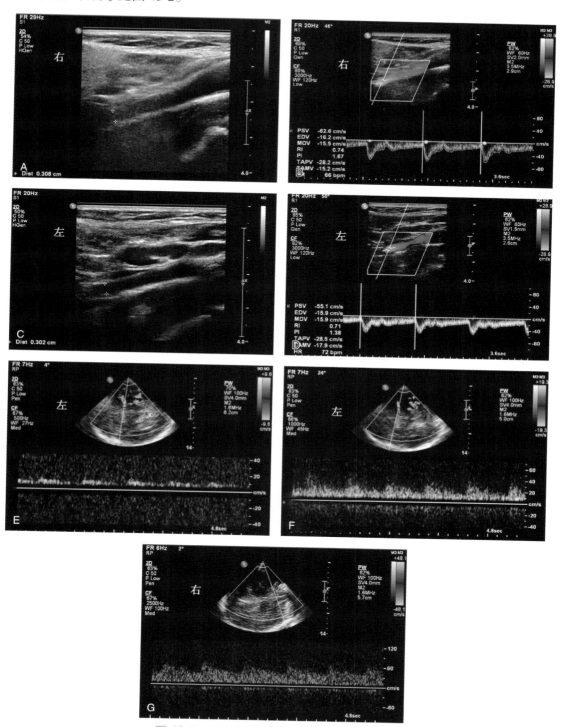

图 43-2　颈动脉及经颅彩色多普勒超声图像

A~D. 双侧颈内动脉内径细，血流速度正常；E~G. 左侧大脑前动脉走行区未探及
明显动脉血流频谱，双侧大脑中动脉走行区探及低速低阻动脉频谱。

【超声诊断】左侧大脑前动脉、双侧大脑中动脉闭塞可能。

【超声诊断依据】颈动脉超声检查显示双侧颈内动脉内径细,可能与双侧颈内动脉远段存在闭塞性病变有关。经颅彩色多普勒超声检查显示左侧大脑前动脉走行区未探及明显血流信号,频谱多普勒超声未探及明显动脉频谱,考虑左侧大脑前动脉闭塞可能;双侧大脑中动脉走行区未见明显连续血流信号,可探及低速低阻动脉频谱,提示双侧大脑中动脉闭塞可能。

【推荐检查】建议结合 DSA 检查。

【病例诊断】烟雾病。

【点评】烟雾病是造成中青年脑缺血和脑出血的原因之一,病因不明,是一种以双侧颈内动脉终末段及大脑中动脉、大脑前动脉起始部的慢性进行性狭窄甚至闭塞,继发颅底异常血管网形成的脑血管疾病。DSA 检查显示颅底异常血管网形似"烟雾",故称为"烟雾病"。本例患者为青少年,经颅彩色多普勒超声提示左侧大脑前动脉及双侧大脑中动脉闭塞可能,符合烟雾病的超声特点及疾病特征,考虑烟雾病可能。

病例 44

【病史】女,45 岁。头晕、头胀 10 余年。左侧颞浅动脉 - 大脑中动脉搭桥术后 1 年。

【实验室检查】空腹血糖 3.92mmol/L,总胆固醇 5.80mmol/L,甘油三酯 0.82mmol/L,同型半胱氨酸 15.20μmol/L。

【其他影像学检查】CTA 检查:双侧颈内动脉终末段闭塞,双侧大脑中动脉、大脑前动脉未见显示。左侧颞浅动脉 - 大脑中动脉搭桥术后改变。见图 44-1。

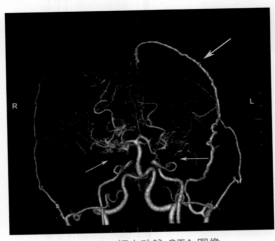

图 44-1　颅内动脉 CTA 图像

细箭示双侧大脑中动脉、大脑前动脉未见显示;粗箭示左侧颞浅动脉 - 大脑中动脉搭桥术后改变。

【超声表现】见图 44-2。

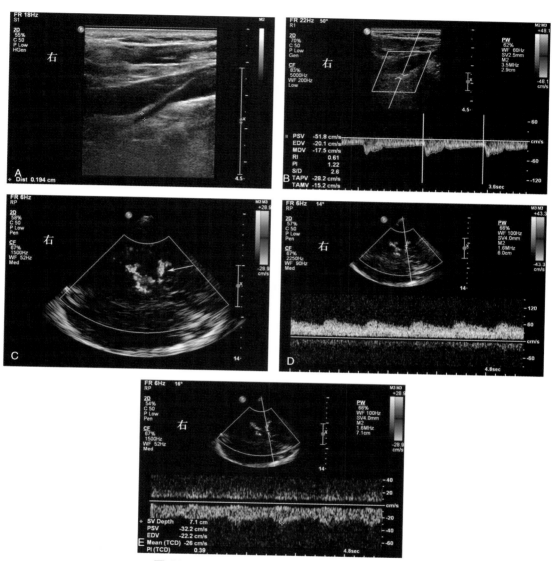

图 44-2　颈动脉及经颅彩色多普勒超声图像

A、B. 右侧颈内动脉内径明显纤细,血流频谱形态未见明显异常;C~E. 右侧颈内动脉终末段、右侧大脑中动脉、右侧大脑前动脉走行区未见明显正常、连续的血流信号,仅探及星点状、断续血流信号,为低速低阻动脉频谱。

【超声诊断】右侧颈内动脉终末段、右侧大脑中动脉、右侧大脑前动脉闭塞可能。

【超声诊断依据】患者颈部超声检查显示右侧颈内动脉内径明显纤细,提示远段存在阻塞性病变可能。经颅彩色多普勒超声检查显示右侧颈内动脉终末段、右侧大脑中动脉、右侧大脑前动脉走行区未见明显连续的血流信号,仅探及星点状、断续血流信号,为低速低阻动脉频谱,考虑右侧颈内动脉终末段、右侧大脑中动脉、右侧大脑前动脉闭塞可能。

【推荐检查】建议结合 DSA 检查。

【病例诊断】烟雾病。

【点评】本例患者影像学检查符合烟雾病的诊断。患者右侧颈内动脉终末段、右侧大脑中动脉、右侧大脑前动脉走行区未见明显连续的血流信号,仅探及星点状、断续血流信号,考虑与右侧颈内动脉终末段、右侧大脑中动脉及大脑前动脉慢性闭塞有关。颅内大血管慢性闭塞时,可在其走行区周围探及细小侧支代偿血管,如局部血管密度过高会出现彩色血流叠加成一条血流信号,容易误诊。此时频谱多普勒超声显示为低速低阻血流频谱,可以通过减低增益或判断软脑膜动脉侧支是否出现代偿进行鉴别。

病例 45

【病史】男,31 岁,右侧肢体无力,言语不清 3 月余。无高血压、糖尿病、高脂血症病史,无吸烟、饮酒史。

【实验室检查】空腹血糖 5.32mmol/L,总胆固醇 2.86mmol/L,甘油三酯 0.50mmol/L,同型半胱氨酸 22.8μmol/L。

【其他影像学检查】DSA 检查:双侧颈内动脉末段闭塞,颅底异常血管网形成。见图 45-1。

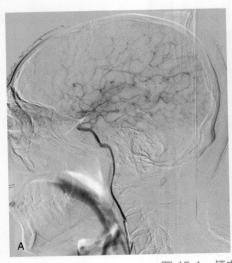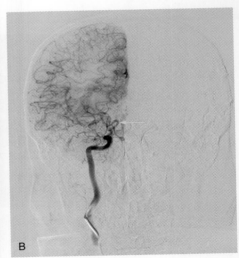

图 45-1　颅内动脉 DSA 图像
箭示颈内动脉末段闭塞(A、B)。

【超声表现】见图 45-2。

【超声诊断】双侧大脑前动脉、双侧大脑中动脉闭塞可能。

【超声诊断依据】经颅彩色多普勒超声检查显示双侧大脑前动脉、双侧大脑中动脉走行区未见明显正常、连续的血流信号,仅探及星点状、断续血流信号,且探及低速低阻动脉频谱,提示双侧大脑前动脉、双侧大脑中动脉闭塞可能。

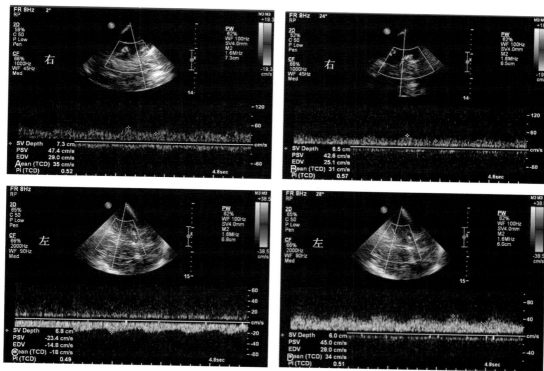

图 45-2　经颅彩色多普勒超声图像

双侧大脑前动脉、双侧大脑中动脉走行区未见明显正常、连续的血流信号，

仅探及低速低阻动脉频谱（A~D）。

【推荐检查】建议结合 DSA 检查。

【病例诊断】烟雾病。

【点评】烟雾病通常累及双侧颈内动脉终末段、双侧大脑前动脉、双侧大脑中动脉。本例患者无高血压、糖尿病、高脂血症病史和吸烟、饮酒史，考虑为烟雾病可能性大，后经 DSA 检查证实。在诊断烟雾病时，关注双侧颈内动脉终末段是否狭窄或闭塞会使诊断证据更充分。

病例 46

【病史】男，38 岁，发作性左侧肢体无力 1 年半。无高脂血症病史，既往史无特殊。

【实验室检查】甘油三酯 0.98mmol/L。

【其他影像学检查】MRA 检查：右侧颈内动脉逐渐变细，右侧大脑中动脉 M_1 段节段性慢性闭塞且周围有少许细小侧支循环，以远分支稀疏、减少，可疑烟雾病，请结合临床；左侧大脑中动脉未见明显异常。见图 46-1。

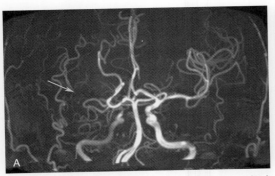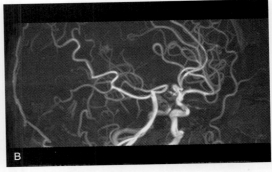

图 46-1　颅内动脉 MRA 图像

箭示右侧大脑中动脉 M_1 段闭塞（A、B）。

DSA 检查：右侧颈内动脉显影纤细，C_7 段重度狭窄，直径狭窄率约 90%；右侧大脑中动脉 M_1 段闭塞，周围见新生血管形成。见图 46-2。

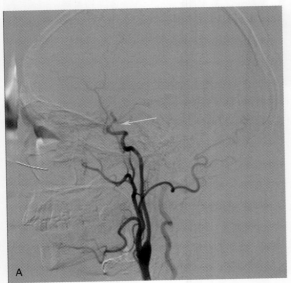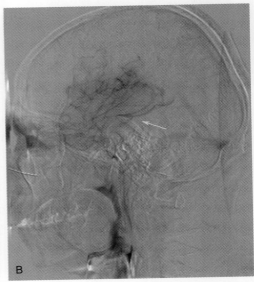

图 46-2　颅内动脉 DSA 图像

箭示右侧大脑中动脉 M_1 段闭塞，周围见新生血管形成（A、B）。

【超声表现】见图 46-3。

【超声诊断】右侧颈内动脉终末段狭窄（重度）；右侧大脑中动脉闭塞可能。

【超声诊断依据】经颅彩色多普勒超声检查显示右侧颈内动脉终末段血流速度增快，考虑右侧颈内动脉终末段重度狭窄；右侧大脑中动脉未见明显血流信号，仅见断续血流信号，可见低速低阻动脉频谱，提示右侧大脑中动脉闭塞可能。

【推荐检查】建议结合 DSA 检查。

【病例诊断】右侧颈内动脉终末段狭窄（重度）；右侧大脑中动脉闭塞。

【点评】本例患者无高脂血症病史，既往史无特殊。临床症状为发作性左侧肢体无力，提示病变血管可能为右侧。超声检查显示右侧颈内动脉终末段重度狭窄并右侧大脑中动脉闭塞可能,MRA 及 DSA 亦一并证实。

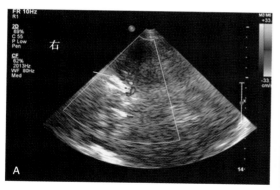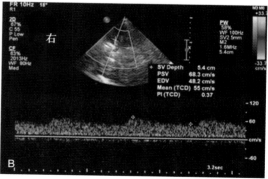

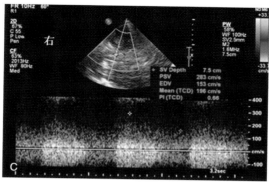

图 46-3　经颅彩色多普勒超声图像

A. 右侧大脑中动脉走行区未见明显连续血流信号,仅探及少许点状彩色血流信号(箭);
B. 右侧大脑中动脉可见低速低阻动脉频谱;C. 右侧颈内动脉终末段血流速度增快,PSV 283cm/s。

病例 47

【病史】男,43 岁,阵发性双手麻木 2 年,头痛 1 年。

【实验室检查】空腹血糖 3.57mmol/L,总胆固醇 4.10mmol/L,甘油三酯 0.95mmol/L,同型半胱氨酸 17.20μmol/L。

【其他影像学检查】DSA 检查:双侧颈内动脉末端闭塞,颅底见烟雾状血管。见图 47-1。

【超声表现】见图 47-2。

【超声诊断】双侧大脑前动脉、右侧大脑中动脉闭塞可能。

【超声诊断依据】颈动脉超声检查显示双侧颈内动脉内径细、血流速度减低,提示远端存在闭塞性病变可能;经颅彩色多普勒超声检查显示双侧大脑前动脉、右侧大脑中动脉走行区未见明显连续血流信号,可见低速低阻的动脉频谱,提示双侧大脑前动脉、右侧大脑中动脉闭塞可能。

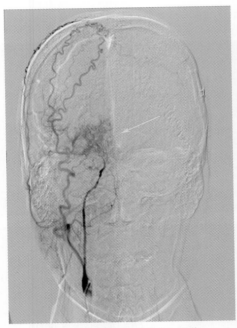

图 47-1　颅内动脉 DSA 图像

箭示颈内动脉末端闭塞。

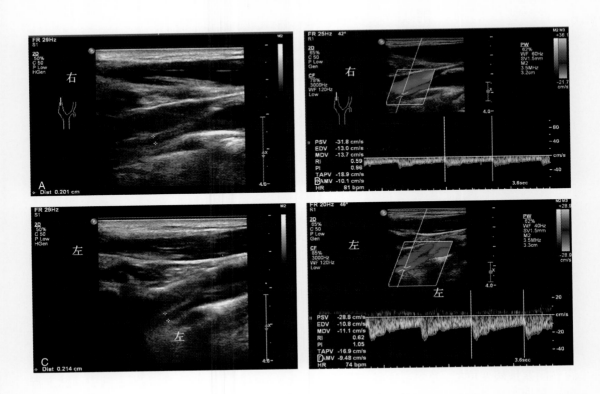

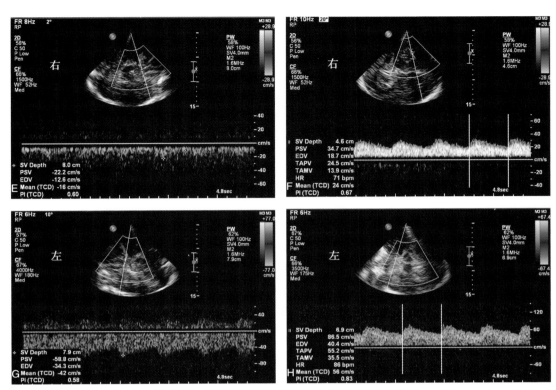

图 47-2　双侧颈动脉及经颅彩色多普勒超声图像

A~D. 双侧颈内动脉内径细,血流速度明显减低;E~G. 双侧大脑前动脉、右侧大脑中动脉走行区可见低速低阻的动脉频谱;H. 左侧大脑中动脉血流频谱未见明显异常。

【推荐检查】建议结合 DSA 检查。

【病例诊断】烟雾病。

【点评】烟雾病患者临床表现复杂多样,包括认知功能障碍、癫痫、不随意运动或头痛,其中最常见的是脑缺血,可表现为短暂性脑缺血发作。该病常由情绪紧张、哭泣、剧烈运动或进食热辣食物等诱发,符合烟雾病的临床表现,经颅彩色多普勒超声提示双侧大脑前动脉、右侧大脑中动脉闭塞可能,结合 DSA 检查结果,可诊断为烟雾病。本例患者彩色多普勒超声及频谱多普勒超声部分图像量程调节欠佳。在超声检查过程中对低速血流进行探测时,适当调节彩色多普勒和频谱多普勒量程可以避免彩色混叠并更好地显示频谱细节信息。多普勒频谱以约占据频谱显示窗口的 2/3 为宜。

病例 48

【病史】女,30 岁,头痛伴左侧面部麻木 1 年半,再发 7 个月。

【实验室检查】空腹血糖 5.04mmol/L。

【其他影像学检查】CTA 检查：符合烟雾病表现，即右颈内动脉显示纤细，C_6 段以远远闭塞，双侧大脑中动脉 M_1 段、大脑前动脉近段、右侧大脑后动脉未显示；脑内可见多发纤细紊乱小血管影；左侧大脑后动脉分支增粗延长；双侧软脑膜支代偿形成。见图 48-1。

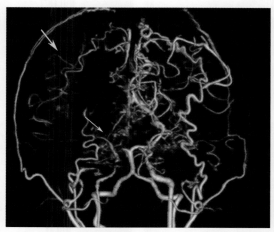

图 48-1　颅内动脉 CTA 图像
粗箭示软脑膜支代偿形成；细箭示颈内动脉纤细。

【超声表现】见图 48-2。

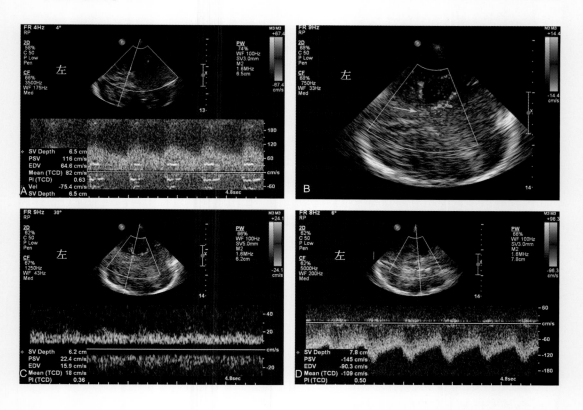

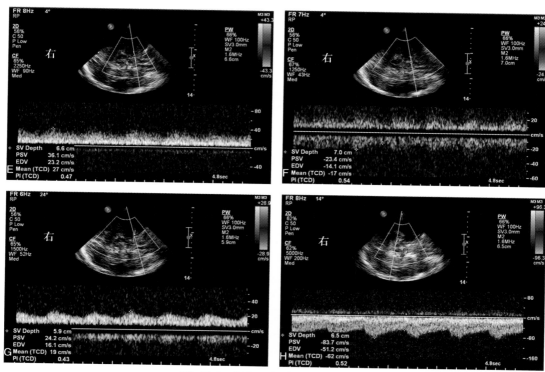

图 48-2　经颅彩色多普勒超声图像

A. 左侧颈内动脉终末段血流频谱呈高速低阻样改变,基线上下可见短弧线高强度多普勒信号;B、C. 左侧大脑前动脉及大脑中动脉走行区仅见星点样血流信号(箭),血流频谱呈低速低阻型;D. 左侧大脑后动脉血流速度明显增快;E~G. 右侧颈内动脉终末段、右侧大脑前动脉、右侧大脑中动脉呈低速低阻频谱;H. 右侧大脑后动脉血流速度稍增快。

【超声诊断】左侧颈内动脉终末段狭窄(重度);右侧颈内动脉终末段、双侧大脑前动脉、双侧大脑中动脉闭塞可能;双侧大脑后动脉-大脑中动脉软脑膜支代偿形成可能性大。

【超声诊断依据】经颅彩色多普勒超声检查显示左侧颈内动脉终末段频谱呈高速低阻样改变,基线上下可见短弧线高强度多普勒信号,提示重度狭窄;右侧颈内动脉终末段、双侧大脑前动脉、双侧大脑中动脉呈低速低阻频谱,考虑闭塞可能;双侧大脑后动脉血流速度增快,考虑双侧大脑后动脉-大脑中动脉软脑膜支代偿形成可能性大。

【推荐检查】建议结合 DSA 检查。

【病例诊断】烟雾病。

【点评】该患者经颅彩色多普勒超声检查显示左侧颈内动脉终末段狭窄(重度);右侧颈内动脉终末段、双侧大脑前动脉、双侧大脑中动脉闭塞可能。颅内侧支循环的建立对于大脑中动脉闭塞患者临床症状的严重程度及预后具有重要的意义。侧支循环包括一级侧支循环(Willis 环)、二级侧支循环(软脑膜动脉和眼动脉)及三级侧支循环(新生血管)。经颅彩色多普勒超声检查不能直接探及软脑膜侧支是否开放,但可通过测量大脑后动脉 P_2 段血流速度间接评估大脑后动脉-大脑中动脉软脑膜吻合支是否开放。当一侧大脑中动脉闭塞,同侧大脑后动脉 P_2 段血流速度增高时,提示软脑膜侧支代偿形成。本例患者双侧大脑后动脉血流速度增快,考虑与双侧大脑后动脉-大脑中动脉软脑膜支代偿形成有关,亦在 CTA 中得以证实。左侧大脑后动脉血流速度较右侧增快更明显,可能与大脑后动脉管径粗细等因素有关。

病例 49

【病史】男,46 岁,发作性右上肢无力 2 月余,言语不清 1 月余。

【实验室检查】空腹血糖 4.55mmol/L,总胆固醇 4.84mmol/L,甘油三酯 2.13mmol/L,低密度脂蛋白 3.18mmol/L。

【其他影像学检查】颅内动脉 CTA 检查:双侧颈内动脉纤细,床突段以远未显示;双侧大脑前动脉未显示,可见多发小血管影;双侧大脑中动脉显示纤细,远端分支稀疏;双侧大脑后动脉增粗延长。提示烟雾病。见图 49-1。

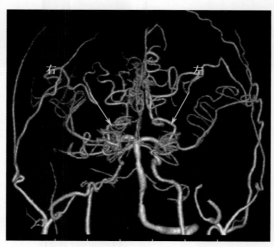

图 49-1 颅内动脉 CTA 图像
箭示双侧颈内动脉纤细,床突段以远未显示。

【超声表现】见图 49-2。

【超声诊断】双侧颈内动脉终末段、双侧大脑中动脉闭塞可能;双侧大脑后动脉 - 大脑中动脉软脑膜支代偿形成可能。

【超声诊断依据】经颅彩色多普勒超声检查显示双侧颈内动脉终末段、双侧大脑中动脉走行区探及低速低阻样血流频谱,考虑双侧颈内动脉终末段、双侧大脑中动脉闭塞可能;双侧大脑后动脉血流速度代偿性增快,考虑双侧大脑后动脉 - 大脑中动脉软脑膜支代偿形成。

【推荐检查】建议结合 DSA 检查。

【病例诊断】烟雾病。

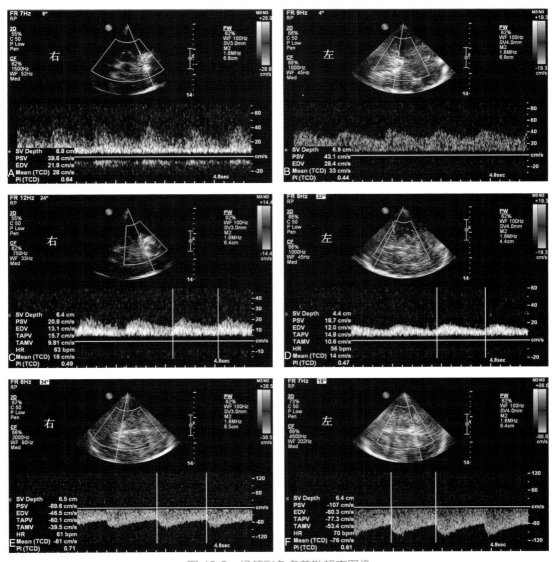

图 49-2　经颅彩色多普勒超声图像

A～D. 双侧颈内动脉终末段及双侧大脑中动脉走行区探及低速低阻动脉频谱；

E、F. 双侧大脑后动脉血流速度代偿性增快。

【点评】烟雾病可通过经颅彩色多普勒超声进行初步诊断,当颅内大动脉出现闭塞时,受累动脉血管走行区通常可探及代偿侧支血管的低速低阻动脉频谱。烟雾病很少累及后循环,大脑中动脉及大脑前动脉闭塞后,其供血区域主要依靠大脑后动脉通过软脑膜支向大脑前动脉、大脑中动脉代偿进行供血。

病例 50

【病史】女,40 岁,发作性头痛 3 月余。

【实验室检查】空腹血糖 4.05mmol/L,总胆固醇 3.32mmol/L,甘油三酯 0.57mmol/L。

【其他影像学检查】颅内动脉 CTA 检查:左侧颈内动脉稍细、末端狭窄,左侧大脑中动脉纤细、多发狭窄,远端分支稀疏,双侧大脑前动脉 A_1 段纤细。见图 50-1。

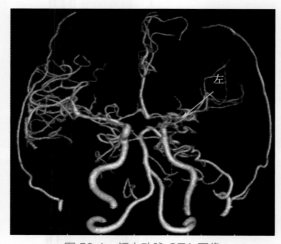

图 50-1　颅内动脉 CTA 图像
箭示左侧颈内动脉稍细、末端狭窄,左侧大脑中动脉纤细、多发狭窄,远端分支稀疏。

【超声表现】见图 50-2。

【超声诊断】考虑左侧颈内动脉终末段狭窄(重度),左侧大脑前动脉 A_1 段狭窄可能。

【超声诊断依据】经颅彩色多普勒超声检查显示左侧颈内动脉终末段血流速度增快,左侧大脑中动脉起始以远血流速度及血流阻力减低,考虑左侧颈内动脉终末段重度狭窄。左侧大脑前动脉 A_1 段血流速度增快,狭窄可能性大。

【推荐检查】建议结合 DSA 检查。

【病例诊断】烟雾病。

【点评】烟雾病常累及颈内动脉终末段及大脑前、中动脉起始处,很少累及后循环血管,以 10 岁以下和 30~40 岁为两个高发年龄组。本例患者为中年女性,经颅彩色多普勒超声检查提示左侧颈内动脉终末段重度狭窄,符合烟雾病的超声表现;左侧大脑前动脉 A_1 段血流速度增快,可能为软脑膜支代偿形成或狭窄所致,此时应补充 A_2 段血流频谱进一步评估。

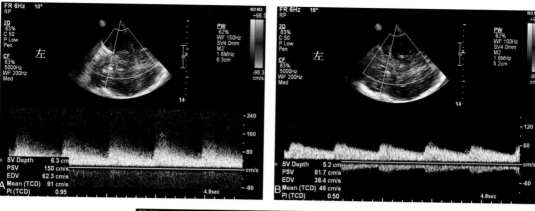

图 50-2　经颅彩色多普勒超声图像

A. 左侧颈内动脉终末段血流速度增快,PSV 150cm/s;B. 左侧大脑中动脉起始以远探及低速低阻样
动脉频谱;C. 左侧大脑前动脉 A₁ 段血流速度增快,PSV 169cm/s。

病例 51

【病史】男,43 岁,言语不清、右侧肢体麻木无力伴复视、头晕、步态不稳 7 月余。既往
有高血压病史,规律服药;吸烟史 7 年。

【实验室检查】空腹血糖 4.43mmol/L,总胆固醇 3.58mmol/L,甘油三酯 1.41mmol/L。

【其他影像学检查】CTA 检查:双侧颈内动脉颅内段较细,虹吸段不规则纤细狭窄,双
侧大脑前动脉 A₁ 段未显示,A₂ 段单支纤细显影;双侧大脑中动脉 M₁ 段明显纤细,局部显示
不清,远段分支明显稀疏纤细;左侧后交通动脉存在。符合烟雾病改变。见图 51-1。

【超声表现】见图 51-2。

【超声诊断】右侧颈内动脉终末段、双侧大脑前动脉及大脑中动脉闭塞可能。

【超声诊断依据】颈动脉超声检查显示右侧颈内动脉内径较左侧细,双侧血流速度及频

谱形态未见明显异常。经颅彩色多普勒超声显示右侧颈内动脉终末段、双侧大脑前动脉及双侧大脑中动脉主干水平无连续血流信号,可探及多支低速低阻的动脉血流频谱,提示右侧颈内动脉终末段、双侧大脑中动脉及双侧大脑前动脉闭塞可能。

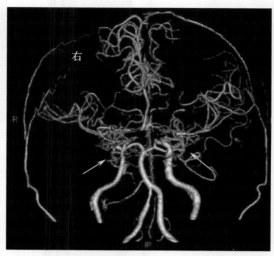

图 51-1 颅内动脉 CTA 图像

箭示颈内动脉终末段、大脑前动脉、大脑中动脉符合烟雾病表现。

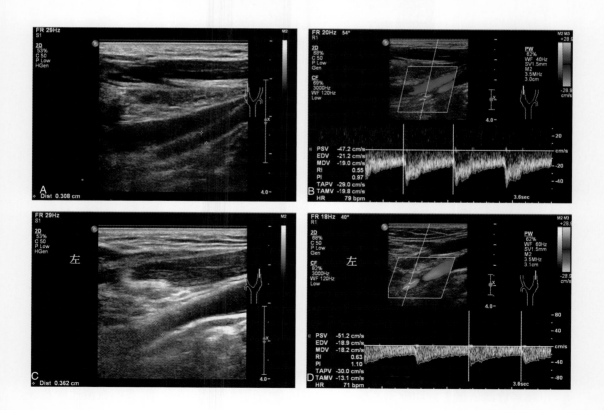

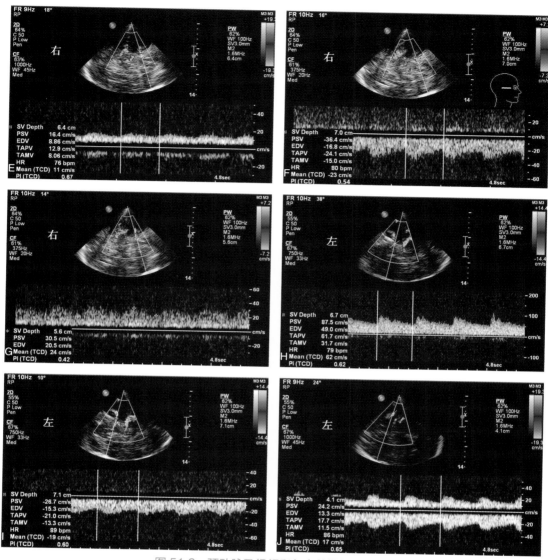

图 51-2 颈动脉及经颅彩色多普勒超声图像

A~D. 右侧颈内动脉内径较左侧细,双侧颈内动脉血流速度及频谱形态未见明显异常;E~G. 右侧颈内动脉终末段、右侧大脑前动脉、右侧大脑中动脉走行区探及低速低阻动脉频谱;H~J. 左侧颈内动脉终末段血流速度在正常范围,血流阻力指数偏低,左侧大脑前动脉、大脑中动脉走行区探及低速低阻动脉频谱。

【推荐检查】建议结合 DSA 检查。

【病例诊断】烟雾病。

【点评】烟雾病可累及颈内动脉终末段、大脑中动脉及大脑前动脉,经颅彩色多普勒超声可对狭窄位置和累及范围进行定位,亦可对大脑后动脉 - 大脑中动脉软脑膜支代偿进行评估。烟雾病患者由于颅内大血管发生狭窄或闭塞,颅内血供减少,会导致颅外段颈内动脉内径变细及血流量减少。

病例 52

【病史】男,49 岁,间断头痛伴头晕、步态不稳 3 年。幼年时有突然晕倒病史。

【实验室检查】空腹血糖 5.07mmol/L,总胆固醇 3.28mmol/L,甘油三酯 1.21mmol/L。

【其他影像学检查】CTA 检查:左侧颈内动脉纤细,颅内段大部分闭塞,右侧颈内动脉远段变细,右侧大脑中动脉起始部狭窄,中远段显示不清,其 M_1 段走行区可见迂曲血管网状影。见图 52-1。

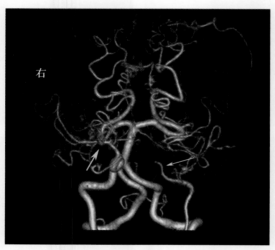

图 52-1　颅内动脉 CTA 图像

粗箭示右侧大脑中动脉走行区可见迂曲血管网状影;细箭示左侧颈内动脉颅内段大部分闭塞。

【超声表现】见图 52-2。

【超声诊断】左侧颈内动脉终末段、双侧大脑前动脉及双侧大脑中动脉闭塞可能。

【超声诊断依据】颈动脉超声检查显示左侧颈内动脉内径细、血流速度减低、阻力指数增高,提示远段存在闭塞性病变可能;经颅彩色多普勒超声检查显示左侧颈内动脉终末段、左侧大脑前动脉、左侧大脑中动脉走行区未见明显血流信号,提示闭塞可能,结合 CTA 可证实。经颅彩色多普勒超声显示右侧大脑中动脉主干水平无连续血流信号,仅可探及低速低阻动脉频谱,右侧大脑前动脉走行区未见明显血流信号,提示右侧大脑中动脉及右侧大脑前动脉慢性闭塞可能。

【推荐检查】建议结合 DSA 检查。

【病例诊断】烟雾病。

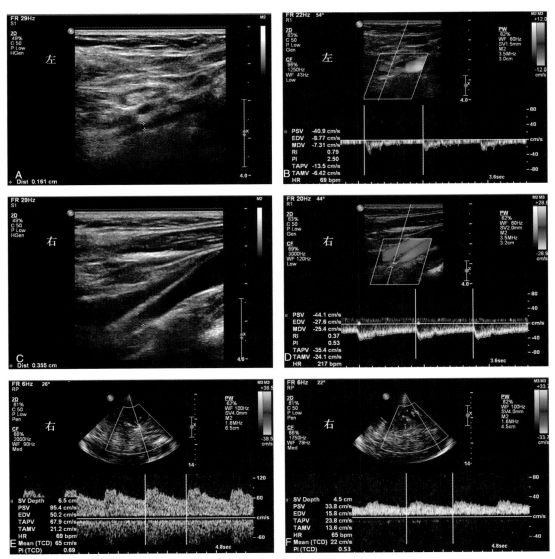

图 52-2　颈动脉及经颅彩色多普勒超声图像

A、B. 左侧颈内动脉内径细,血流速度偏低,阻力指数增高;C、D. 右侧颈内动脉内径、血流速度未见明显异常,阻力指数偏低;E. 右侧颈内动脉终末段血流速度未见明显异常,阻力指数偏低,左侧颈内动脉终末段未见明显血流信号;F. 右侧大脑中动脉走行区探及低速低阻动脉频谱,右侧大脑前动脉走行区、左侧大脑中动脉及左侧大脑前动脉走行区未见明显血流信号。

【点评】本例患者为中年男性,且无高血压、糖尿病、高脂血症病史和吸烟、饮酒史,无动脉粥样硬化的高危因素。颈动脉超声检查未见明显斑块形成,左侧颈内动脉血流频谱呈低速高阻改变,提示远端狭窄或闭塞可能。患者进一步行经颅彩色多普勒超声检查,左侧颈内动脉终末段、左侧大脑前动脉、左侧大脑中动脉走行区未见明显血流信号,提示闭塞可能;右侧大脑中动脉主干水平无连续血流信号,取而代之的是低速低阻动脉频谱,右侧大脑前动脉走行区未见明显血流信号,提示右侧大脑中动脉及大脑前动脉慢性闭塞可能。结合患者的发病年龄、性别及经颅彩色多普勒超声表现,患者最终诊断为烟雾病可能性大,后经 CTA 检查证实。

病例 53

【病史】女,76 岁,发作性右腿无力伴头晕。既往有糖尿病、高脂血症病史。

【实验室检查】空腹血糖 9.38 mmol/L,低密度脂蛋白 3.28mmol/L。

【其他影像学检查】CTA 检查:右侧锁骨下动脉近段狭窄。见图 53-1。

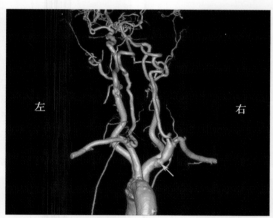

图 53-1　右侧锁骨下动脉 CTA 图像
箭示右侧锁骨下动脉近段狭窄。

【超声表现】见图 53-2。

【超声诊断】右侧锁骨下动脉起始段狭窄(狭窄率约 70%),Ⅰ期盗血。

【超声诊断依据】灰阶超声与超微血流成像显示右侧锁骨下动脉起始段狭窄,狭窄率均为 70% 左右,频谱多普勒超声测得狭窄处血流速度增快,PSV 368cm/s,右侧椎动脉 V_2、V_4 段血流频谱收缩期可见浅切迹形成。

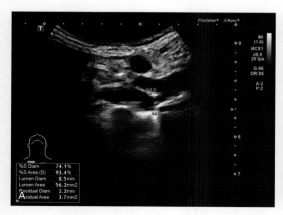
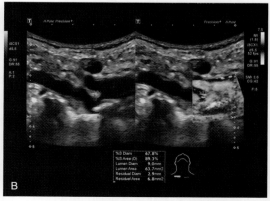

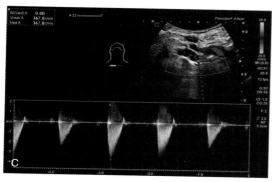
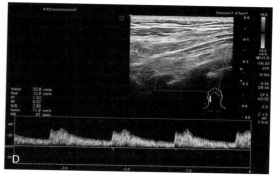
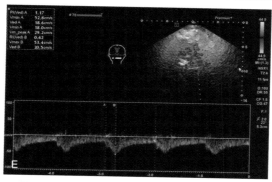

图 53-2　颈动脉及经颅彩色多普勒超声图像

A~C. 右侧锁骨下动脉起始段斑块形成致使管腔狭窄,灰阶超声测得狭窄率为 74%,超微血流成像测得狭窄率为 68%,频谱多普勒超声测得狭窄处血流速度增快,PSV 368cm/s;D. 频谱多普勒超声显示右侧椎动脉 V_2 段频谱收缩期可见切迹;E. 经颅频谱多普勒超声显示右侧椎动脉 V_4 段收缩期可见切迹。

【推荐检查】建议结合 DSA 检查。

【病例诊断】右侧锁骨下动脉起始段狭窄(狭窄率约 70%),Ⅰ 期盗血。

【点评】本例患者右侧锁骨下动脉起始处狭窄,PSV 368cm/s,同时右侧椎动脉 V_2、V_4 段频谱可见收缩期浅切迹,符合锁骨下动脉盗血表现。

病例 54

【病史】男,60 岁,体检发现颈动脉狭窄 4 月余,无明显不适。既往有高血压、糖尿病病史,血糖控制可;有吸烟史 30 年。

【实验室检查】空腹血糖 6.75mmol/L,总胆固醇 2.75mmol/L,甘油三酯 1.43mmol/L。

【其他影像学检查】颅内动脉 CTA:前交通动脉开放,血流方向自右向左。见图 54-1。

【超声表现】见图 54-2。

【超声诊断】左侧颈内动脉起始处狭窄(重度),前交通动脉开放(血流方向自右向左)。

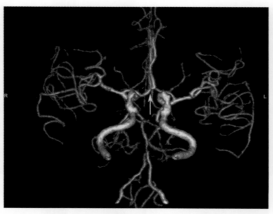

图 54-1　颅内动脉 CTA 图像

箭示前交通动脉开放。

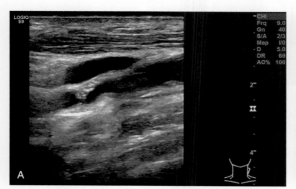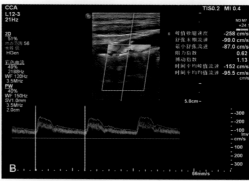

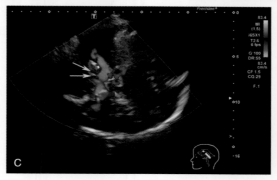

图 54-2　颈动脉超声及经颅彩色多普勒超声图像

A. 灰阶超声可见左侧颈内动脉起始处斑块形成并致使管腔狭窄,残余管径 0.19cm;B. 频谱多普勒超声测得狭窄处血流速度增快,PSV 258cm/s;C. 经颅彩色多普勒超声可见左侧大脑前动脉 A_1 段血流反向、前交通动脉开放(箭),血流方向自右向左。

【超声诊断依据】左侧颈内动脉起始处狭窄,残余管径 0.19cm,局部血流速度增快,PSV 258cm/s,符合重度狭窄的超声表现。经颅彩色多普勒超声可见左侧大脑前动脉 A_1 段血流反向、前交通动脉开放。

【推荐检查】建议结合 DSA 检查。

【病例诊断】左侧颈内动脉起始处狭窄(重度),前交通动脉开放(血流方向自右向左)。

【点评】本例患者存在动脉粥样硬化的危险因素。颈动脉超声探及左侧颈内动脉起始处重度狭窄,狭窄造成其远段动脉内压力减低,从而使双侧颈内动脉终末段之间形成压力差,右侧颈内动脉终末段血流通过前交通动脉向左侧代偿供血。代偿通路完整且存在压力差是侧支代偿形成的两个必要条件。

病例 55

【病史】男,51 岁,发作性言语不清 1 年余,加重 1 个月,持续不缓解 32 小时。既往有糖尿病病史,有吸烟和饮酒史。

【实验室检查】空腹血糖 6.83mmol/L,总胆固醇 4.55mmol/L,甘油三酯 0.77mmol/L。

【其他影像学检查】MRA 检查:左侧颈内动脉 C_{2-7} 段显影差,左侧大脑前动脉显示不清,左侧大脑中动脉信号强度较右侧低,远段分支减少。见图 55-1。

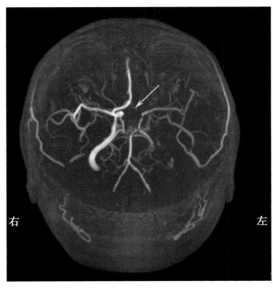

图 55-1　颅内动脉 MRA 图像
箭示左侧大脑前动脉显示不清。

【超声表现】见图 55-2。

【超声诊断】左侧大脑中动脉血流速度减低,前交通动脉开放(血流方向自右向左)。

【超声诊断依据】经颅彩色多普勒超声检查显示左侧大脑中动脉血流频谱呈低速低阻样改变,大脑前动脉 A_1 段血流反向,提示前交通动脉开放,向左侧大脑中动脉供血,考虑左侧颈内动脉重度狭窄或闭塞。

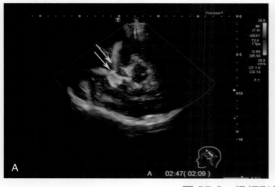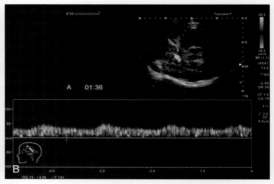

图 55-2　经颅彩色多普勒超声图像

A. 左侧大脑前动脉 A_1 段血流反向,前交通动脉开放(箭),血流方向自右向左;

B. 左侧大脑中动脉血流速度减低,PSV 50cm/s,血流频谱呈低速低阻样改变。

【推荐检查】建议结合 DSA 检查。

【病例诊断】左侧颈内动脉重度狭窄或闭塞,大脑中动脉血流速度减低,前交通动脉开放(血流方向自右向左)。

【点评】本例患者既往有糖尿病病史、吸烟及饮酒史,有动脉粥样硬化危险因素。经颅彩色多普勒超声检查提示左侧大脑中动脉血流速度减低,前交通动脉开放(血流方向自右向左),考虑左侧颈内动脉重度狭窄或闭塞,建议实际工作中行颈脑动脉一体化超声检查明确诊断。MRA 检查中左侧大脑前动脉显示不清,但经颅彩色多普勒超声可探及左侧大脑前动脉的低速、反向血流信号,较 MRA 对低速血流显示更敏感,且经颅彩色多普勒超声可显示血流方向,能为疾病的诊断提供重要信息。

病例 56

【病史】女,75 岁,间断头昏 10 余年,加重 2 年。既往有高血压及高脂血症病史。

【实验室检查】空腹血糖 4.73mmol/L,总胆固醇 4.35 mmol/L,甘油三酯 2.87mmol/L。

【其他影像学检查】CTA 检查:前交通动脉存在。见图 56-1。

【超声表现】见图 56-2。

【超声诊断】前交通动脉存在。

【超声诊断依据】静息状态下,双侧大脑前动脉 A_1 段血流方向正常。分别压迫对侧颈总动脉,观察同侧大脑前动脉 A_1 段血流速度,右侧大脑前动脉 A_1 段血流速度未见明显改变,而左侧大脑前动脉 A_1 段血流速度增快,提示前交通动脉存在。

【推荐检查】建议结合 DSA 检查。

【病例诊断】前交通动脉存在。

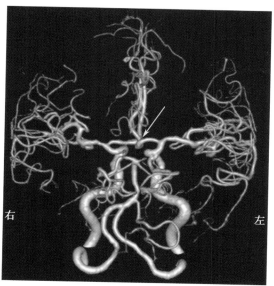

图 56-1 颅内动脉 CTA 图像
箭示前交通动脉。

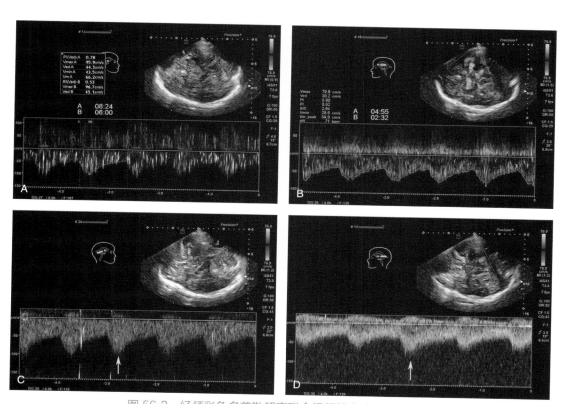

图 56-2 经颅彩色多普勒超声联合经颅超声造影检查图像
A、B. 双侧大脑前动脉 A_1 段血流方向正常；C、D. 分别压迫对侧颈总动脉，右侧大脑前动脉 A_1 段血流速度
未见明显改变，左侧大脑前动脉 A_1 段血流速度增快（箭）。

【点评】静息状态下,前交通动脉开放的前提是双侧颈内动脉系统存在压力差,当双侧颈内动脉系统压力一致时,前交通动脉虽然存在但不开放,此时,可以通过压迫颈总动脉评估前交通动脉是否存在。本例为颈动脉内膜剥脱术前患者,双侧颈内动脉均出现重度狭窄,压迫颈总动脉后证实前交通动脉存在,但双侧大脑前动脉 A_1 段表现不一致,主要与双侧狭窄程度、其他颅内动脉狭窄和代偿情况有关。另外,在进行颈总动脉压迫试验前应进行颈动脉超声检查评估斑块的易损性,还应注意压迫位置和方法。

病例 57

【病史】女,64 岁,头昏、头沉 1 年余。
【实验室检查】空腹血糖 5.33mmol/L,总胆固醇 3.39mmol/L,甘油三酯 1.38mmol/L。
【其他影像学检查】CTA 检查:右侧颈内动脉 $C_{1\sim3}$ 段纤细;前交通动脉存在;后交通动脉存在。见图 57-1。

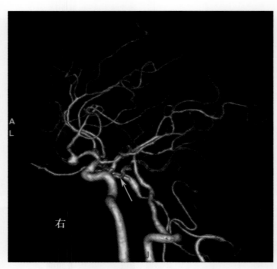

图 57-1　颅内动脉 CTA 图像
箭示后交通动脉。

【超声表现】见图 57-2。
【超声诊断】前交通动脉开放(血流方向自左向右);右侧后交通动脉开放(血流方向自后向前)。
【超声诊断依据】经颅彩色多普勒超声显示右侧大脑前动脉 A_1 段血流反向,提示前交通动脉开放(血流方向自左向右);右侧颈内动脉终末段与大脑后动脉间可见血流信号,提示右侧后交通动脉开放(血流方向自后向前)。
【推荐检查】建议结合 DSA 检查。

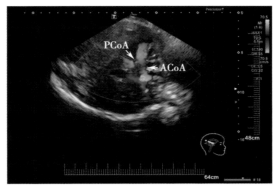

图 57-2　经颅彩色多普勒超声图像

经颅彩色多普勒超声显示右侧大脑前动脉 A_1 段血流反
向,前交通动脉(ACoA)开放(血流方向由左向右),右侧
后交通动脉(PCoA)开放(血流方向自后向前)。

【病例诊断】右侧颈内动脉 $C_{1~3}$ 段纤细,前交通动脉开放(血流方向自左向右),右侧后
交通动脉开放(血流方向自后向前)。

【点评】经颅彩色多普勒超声可以清晰显示颅内大动脉的位置及血流方向,可以对频谱
多普勒超声的测量位置进行准确定位。结合大脑后动脉频谱形态分析可以进一步证实后交
通是否开放。

病例 58

【病史】男,60岁,突发右侧肢体乏力,右上肢不能持物,右下肢不能站立,伴言语障碍。
患者有高血压、糖尿病病史和吸烟、饮酒史。

【实验室检查】空腹血糖 9.17mmol/L,总
胆固醇 3.7mmol/L,甘油三酯 1.26mmol/L。

【其他影像学检查】DSA 检查:右侧后交
通动脉开放,后循环向前循环代偿供血,右侧大
脑中动脉显影。见图 58-1。

【超声表现】见图 58-2。

【超声诊断】右侧后交通动脉开放(血流方
向自后向前)。

【超声诊断依据】彩色多普勒超声能够直接
显示后交通动脉是否存在及后交通动脉的血流方
向。通过频谱多普勒超声测量大脑后动脉 P_1 段血
流速度,可以进一步证实是否为后交通动脉开放
所导致的大脑后动脉 P_1 段血流速度代偿性增快。

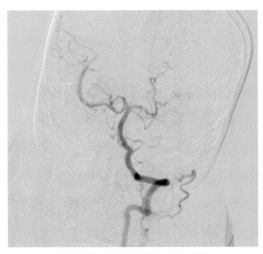

图 58-1　颅内动脉 DSA 图像
箭示右侧大脑中动脉。

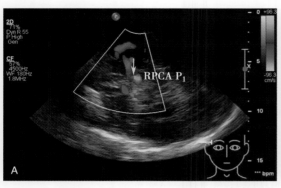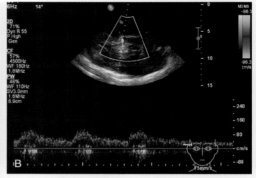

图 58-2　经颅彩色多普勒超声图像

A. 右侧后交通动脉开放,自大脑后动脉向颈内动脉终末段供血,为蓝色血流信号(箭);右侧大脑后动脉
(RPCA)P$_1$ 段血流信号明亮;B. 右侧大脑后动脉 P$_1$ 段血流速度增快,PSV 104cm/s。

【推荐检查】建议结合 DSA 检查。

【病例诊断】右侧后交通动脉开放(血流方向自后向前)。

【点评】后交通动脉开放不能单凭血流颜色进行诊断,而要注意后交通动脉与颈内动脉终末段和大脑后动脉开口的位置来判断血流方向,有时需要变换扫查位置,反复观察。

病例 59

【病史】男,60 岁,突发右侧肢体乏力,右上肢不能持物,右下肢不能站立,伴言语障碍。患者有高血压、糖尿病病史和吸烟、饮酒史。

【实验室检查】空腹血糖 9.17mmol/L,总胆固醇 3.7mmol/L,甘油三酯 1.26mmol/L。

【其他影像学检查】CTA 检查:左侧大脑后动脉 - 大脑中动脉软脑膜支代偿形成。见图 59-1。

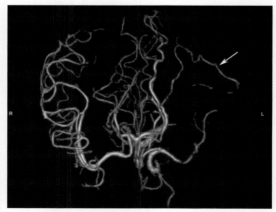

图 59-1　颅内动脉 CTA 图像

箭示左侧大脑后动脉 - 大脑中动脉软脑膜支代偿形成。

【超声表现】见图 59-2。

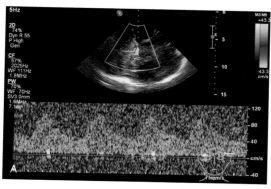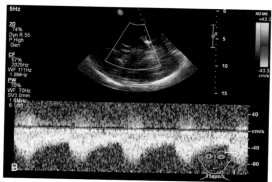

图 59-2　经颅彩色多普勒超声图像
A. 左侧大脑后动脉 P_1 段血流速度增快,PSV 99cm/s;
B. 左侧大脑后动脉 P_2 段血流速度增快,PSV 82cm/s。

【超声诊断】左侧大脑后动脉 - 大脑中动脉软脑膜支代偿形成。

【超声诊断依据】频谱多普勒超声可见大脑后动脉 P_1 段和 P_2 段血流速度增快。

【推荐检查】建议结合 DSA 检查。

【病例诊断】左侧大脑后动脉 - 大脑中动脉软脑膜支代偿形成。

【点评】软脑膜支属于二级侧支循环,一般在一级侧支循环(即前交通动脉和后交通动脉)代偿不足或无法代偿时出现,如果颅内、外动脉多发狭窄及大脑中动脉重度狭窄或闭塞时,要注意是否出现软脑膜支代偿。

病例 60

【病史】男,53 岁,右眼视物模糊 1 月余。

【实验室检查】空腹血糖 8.58mmol/L,总胆固醇 4.08mmol/L,甘油三酯 1.94mmol/L。

【其他影像学检查】CTA 检查:头颈部动脉粥样硬化改变,右侧颈内动脉起始处重度狭窄(箭)。见图 60-1。

【超声表现】见图 60-2。

【超声诊断】右侧颈内动脉起始部狭窄(重度),前交通动脉开放(血流方向自左向右)。

【超声诊断依据】颈动脉超声检查显示右侧颈内动脉起始部探及高速湍流动脉频谱,提示右侧颈内动脉起始部重度狭窄;经颅彩色多普勒超声检查

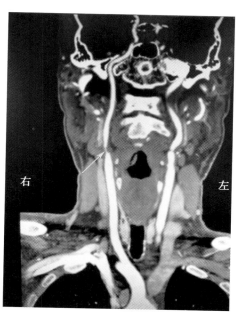

图 60-1　颅内动脉 CTA 图像
箭示右侧颈内动脉起始处重度狭窄。

显示右侧大脑前动脉血流方向逆转,考虑前交通动脉开放(血流方向自左向右)。右侧大脑中动脉血流速度及阻力指数减低,考虑为重度狭窄后改变。

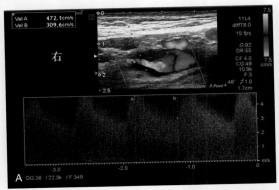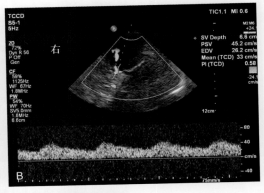

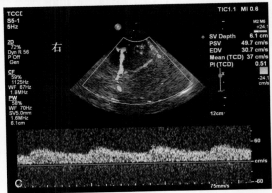

图 60-2　颈动脉及经颅彩色多普勒超声图像

A. 右侧颈内动脉起始处探及高速湍流动脉频谱,PSV 472cm/s;B. 右侧大脑前动脉 A_1 段血流反向;C. 右侧大脑中动脉血流速度减低,动脉频谱呈低速低阻样改变。

【推荐检查】建议结合 DSA 检查。

【病例诊断】右侧颈内动脉起处部狭窄(重度),前交通动脉开放(血流方向自左向右)。

【点评】当颈内动脉存在重度狭窄或闭塞时,经颅彩色多普勒超声可显示一级侧支代偿开放情况,此时应根据血流方向、血流速度及血流频谱形态进行判定。

病例 61

【病史】女,21 岁,反复眩晕,视物不清 9 月余,颈部疼痛 6 月余。

【实验室检查】空腹血糖 4.1mmol/L,总胆固醇 3.72mmol/L,甘油三酯 0.42mmol/L。

【其他影像学检查】CTA 检查:右侧颈总动脉狭窄。见图 61-1。

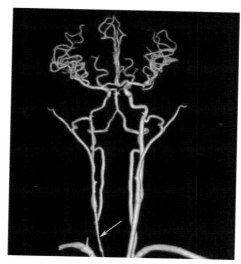

图 61-1　CTA 图像
箭示右侧颈总动脉狭窄。

【超声表现】见图 61-2。

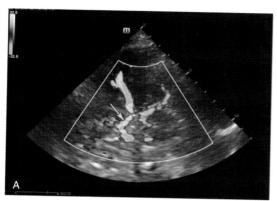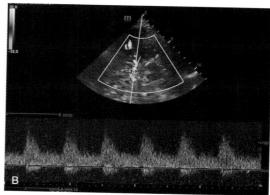

图 61-2　经颅彩色多普勒超声图像
A、B. 前交通动脉开放(血流方向自左向右),右侧大脑前动脉血流反向(箭)。

【超声诊断】前交通动脉开放(血流方向自左向右)。

【超声诊断依据】经颅彩色多普勒超声检查显示右侧大脑前动脉血流反向,前交通动脉开放(血流方向自左向右)。

【推荐检查】建议结合 DSA 检查。

【病例诊断】前交通动脉开放(血流方向自左向右)。

【点评】颈动脉超声可对颈部动脉狭窄部位及狭窄程度进行诊断,经颅彩色多普勒超声通过对 Willis 环构成血管血流方向的检测可以获得前、后交通动脉是否开放从而对颅内动脉侧支循环代偿情况进行评价。

病例 62

【病史】女,47岁,发作性左侧肢体无力伴言语不清。无高血压、糖尿病病史和吸烟、饮酒史。

【实验室检查】空腹血糖 4.79mmol/L,总胆固醇 6.04mmol/L,甘油三酯 0.74mmol/L。

【其他影像学检查】CTA 检查:右侧颈内动脉、右侧大脑中动脉纤细、不均匀狭窄,右侧大脑中动脉皮层支稀疏,右侧大脑后动脉增粗、延长。见图 62-1。

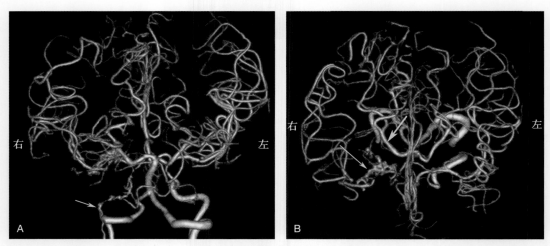

图 62-1　颅内动脉 CTA 图像

A. 右侧颈内动脉纤细,不均匀狭窄;B. 细箭示大脑中动脉不均匀狭窄,粗箭示大脑后动脉增粗、延长。

【超声表现】见图 62-2。

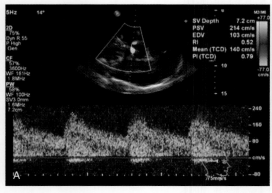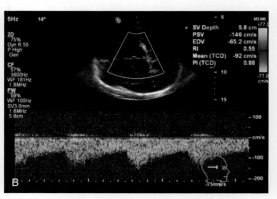

图 62-2　经颅彩色多普勒超声图像

A、B. 经颅彩色多普勒超声显示右侧大脑后动脉 P$_1$ 段和 P$_2$ 段血流速度增快,
PSV 分别约 214cm/s、146cm/s。

【超声诊断】右侧大脑后动脉血流速度代偿性增快。

【超声诊断依据】频谱多普勒超声显示右侧大脑后动脉 P_1 段和 P_2 段血流速度均增快,未探及局部血流束变细及五彩镶嵌样血流信号。

【推荐检查】建议结合 DSA 检查。

【病例诊断】右侧颈内动脉、大脑中动脉狭窄,右侧大脑后动脉 - 大脑中动脉软脑膜支代偿形成。

【点评】大脑后动脉血流速度增快可由狭窄所致,也可由代偿性增快所致。由狭窄所致者,彩色多普勒超声可探及局部血流束变细及五彩镶嵌样血流信号,频谱多普勒超声显示狭窄处为高速湍流频谱。本例患者大脑后动脉 P_1 段及 P_2 段血流速度均增快,考虑为代偿性增快所致。

病例 63

【病史】男,52 岁,视物模糊 1 月余。

【实验室检查】空腹血糖 6.58mmol/L,总胆固醇 5.08mmol/L,甘油三酯 1.92mmol/L。

【其他影像学检查】MRA 检查:左侧颈内动脉狭窄,左侧大脑前动脉部分显示,前交通动脉存在。见图 63-1。

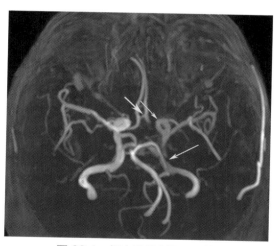

图 63-1　颅内动脉 MRA 图像
粗箭示前交通动脉;细箭示左侧大脑前动脉;箭头左侧示颈内动脉。

【超声表现】见图 63-2。

【超声诊断】前交通动脉开放(血流方向自右向左)。

【超声诊断依据】直接征象:彩色多普勒超声显示前交通动脉血流方向自右向左。间接征象:彩色多普勒及频谱多普勒超声显示左侧大脑前动脉 A_1 段血流反向;右侧大脑前动脉血流速度增快。

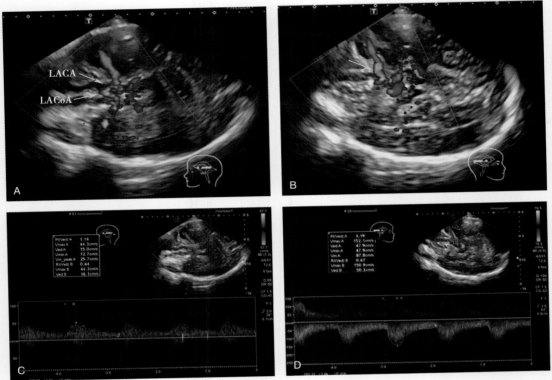

图 63-2　经颅彩色多普勒超声图像

A. 左侧前交通动脉（LACoA）开放，血流方向自右向左；左侧大脑前动脉（LACA）A₁ 段血流束纤细，血流反向，血流信号暗淡；B. 右侧大脑前动脉呈五彩镶嵌样血流信号（箭）；C. 左侧大脑前动脉 A₁ 段血流反向，血流速度减低，PSV 44cm/s；D. 右侧大脑前动脉 A₁ 段血流速度增快，PSV 152cm/s。

【推荐检查】建议结合 DSA 检查。

【病例诊断】左侧颈内动脉狭窄，前交通动脉开放（血流方向自右向左）。

【点评】前交通动脉开放时，患侧大脑前动脉血流反向更容易显示，但有些患者代偿不佳，可能与大脑前动脉或前交通动脉管径纤细或存在狭窄有关，此时大脑前动脉 A₁ 段血流反向不易显示，需要提高增益、降低血流动态范围以提高显示率，亦可以使用超声造影检查以增强血流信号。

病例 64

【病史】女，56 岁，头晕伴视物模糊。无高血压、糖尿病、高脂血症病史及吸烟、饮酒史。

【实验室检查】空腹血糖 5.57mmol/L，总胆固醇 5.02mmol/L，甘油三酯 1.52mmol/L。

【其他影像学检查】CTA 检查：双椎动脉纤细，左椎动脉末端狭窄，双侧后交通动脉存在。见图 64-1。

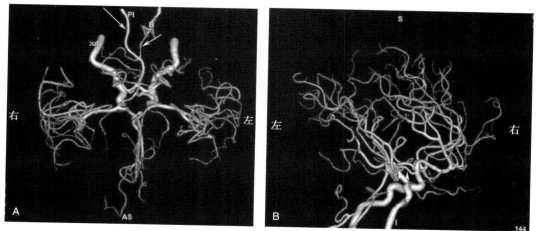

图 64-1　颅内动脉 CTA 图像(A、B)

A. 箭示双侧椎动脉纤细,左侧椎动脉末端狭窄;B. 箭示后交通动脉。

【超声表现】见图 64-2。

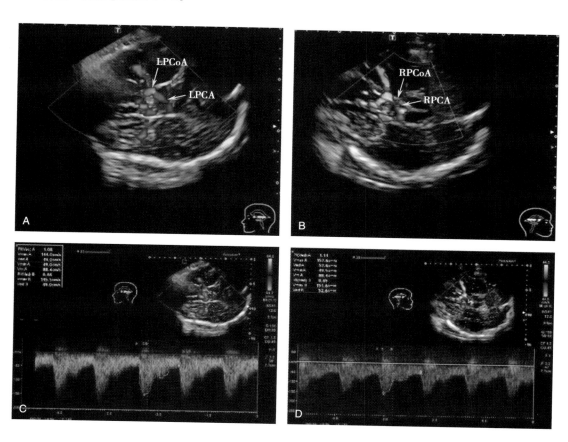

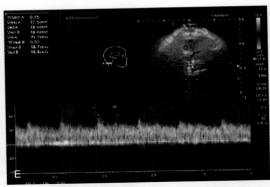

图 64-2　经颅彩色多普勒超声图像

A. 左侧后交通动脉(LPCoA)开放,血流方向自前向后,左侧大脑后
动脉(LPCA)P_1 段血流反向;B. 右侧后交通动脉开放(RPCoA),血流
方向自前向后,右侧大脑后动脉(RPCA)P_1 段血流反向;C. 左侧大脑
后动脉 P_1 段血流反向,PSV 144cm/s;D. 右侧大脑后动脉 P_1 段血流
反向,PSV 153cm/s;E. 基底动脉血流反向,PSV 38cm/s。

【超声诊断】双侧后交通动脉开放(血流方向自前向后)。

【超声诊断依据】直接征象:彩色多普勒超声显示双侧后交通动脉血流方向自前向后。
间接征象:彩色多普勒及频谱多普勒超声显示双侧大脑后动脉 P_1 段、基底动脉血流反向。

【推荐检查】建议结合 DSA 检查。

【病例诊断】双侧后交通动脉开放(血流方向自前向后)。

【点评】当椎动脉或基底动脉出现重度狭窄或闭塞时,后交通动脉会开放,由前循环向
后循环代偿供血。经颅彩色多普勒超声可探及大脑后动脉 P_1 段或基底动脉血流反向。

病例 65

【病史】男,35 岁,右侧枕部、颞部、额部和眶周阵发性、搏动性、尖锐性刺痛,伴同侧眼
红、流涕 11 个月。既往史无特殊。

【实验室检查】常规实验室检查结果无明显异常。

【其他影像学检查】DSA 检查:右侧横窦旁硬脑膜动静脉瘘。见图 65-1。

【超声表现】见图 65-2。

【超声诊断】颅内动静脉瘘,右侧硬脑膜动静脉瘘可能。

【超声诊断依据】颈动脉超声检查显示右侧颈总动脉、颈外动脉搏动指数较左侧明显减
低,以右侧颈外动脉为著,右侧枕动脉在无狭窄的情况下血流频谱出现高速低阻改变(趋势
较同侧颈外动脉更明显),提示右侧枕动脉远段存在动静脉瘘可能,右侧枕动脉颅外段扫查
未见瘘口样异常回声,提示瘘口可能位于颅内,硬脑膜动静脉瘘可能性大。右侧颈内静脉血
流速度增快,搏动性增强,提示颅内动静脉之间可能存在吻合。

【推荐检查】建议结合 DSA 检查。

【病例诊断】右侧横窦旁硬脑膜动静脉瘘。

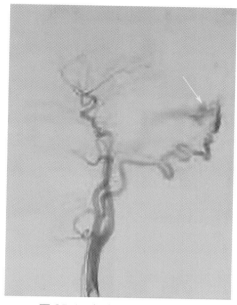

图 65-1　颅内动脉 DSA 图像

箭示右侧横窦旁硬脑膜动静脉瘘。

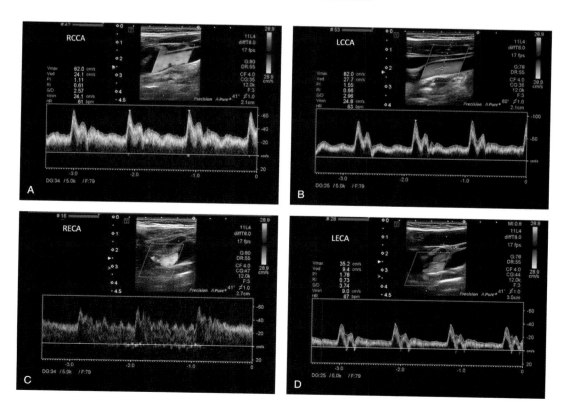

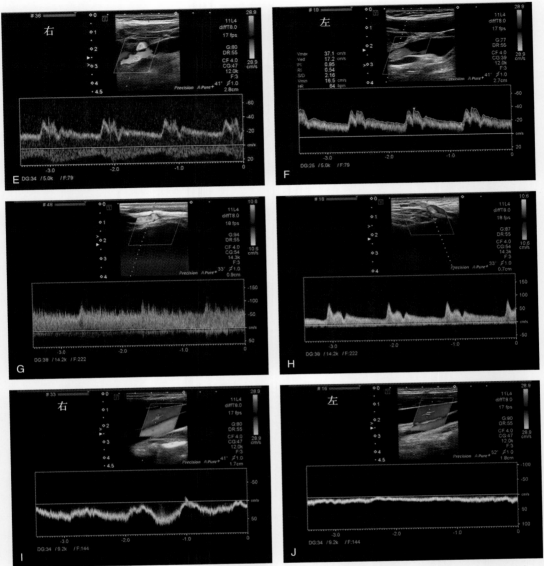

图 65-2　颈动脉及颈静脉彩色多普勒超声图像

A、B. 双侧颈总动脉频谱对比,右侧颈总动脉(RCCA)频谱搏动指数较左侧颈总动脉(LCCA)减低;C、D. 双侧颈外动脉频谱对比,右侧颈外动脉(RECA)频谱搏动指数较左侧颈外动脉(LECA)明显减低(右侧颈外动脉频谱呈锯齿波,为颞浅动脉敲击试验所致);E、F. 双侧颈内动脉频谱对称,血流速度及搏动指数在正常范围;G. 右侧枕动脉频谱出现高速低阻样改变且频谱上界呈毛刺样改变;H. 右侧颞浅动血流速度及搏动指数在正常范围;I、J. 双侧颈内静脉对比,右侧颈内静脉血流速度相对加快,静脉频谱搏动性增强。

【点评】本例患者无外伤史及有创医疗史,无高血压、糖尿病、高脂血症病史和吸烟、饮酒史,颈动脉超声检查未见明显斑块形成,右侧颈总动脉及颈外动脉血流频谱搏动指数明显减低,提示颈外动脉远段与低压力性结构相通。

患者进一步行颈外动脉分支超声检查(颞浅动脉、枕动脉),发现枕动脉频谱呈现高速低阻改变,同时在枕动脉颅外段未发现瘘口样回声,推测瘘口位于颅内,结合患者的发病年龄、性别及颈内静脉多普勒超声表现(搏动性增强),患者最终诊断为硬脑膜动静脉瘘的可能性大,后经 DSA 检查证实。

病例 66

【病史】女,37 岁,持续性、搏动性耳鸣 3 个月,头痛 2 周。

【实验室检查】常规实验室检查结果无明显异常。

【其他影像学检查】DSA 检查:右侧小脑幕附近硬脑膜动静脉瘘,以右侧颈外动脉分支参与供血为主。见图 66-1。

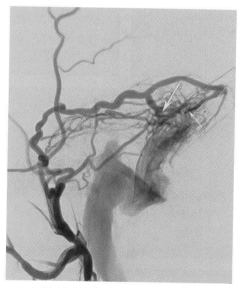

图 66-1　颅内动脉 DSA 图像

粗箭示硬脑膜动静脉瘘;细箭示右侧颈外动脉分支。

【超声表现】见图 66-2。

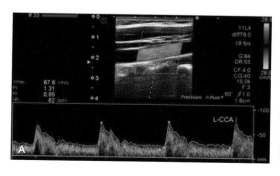
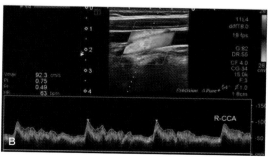

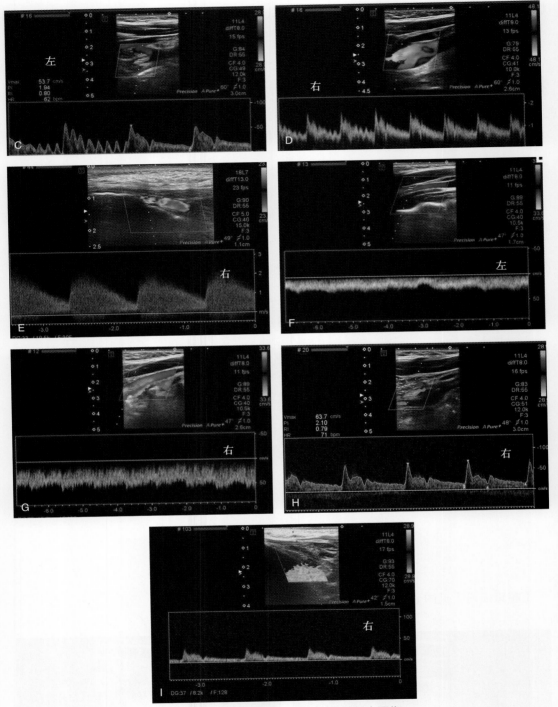

图 66-2　颈动脉及经颅彩色多普勒超声图像

A~D. 双侧颈总动脉、颈外动脉对比,右侧血流频谱搏动指数较左侧明显减低(颈外动脉频谱呈锯齿波,为颞浅动脉敲击试验所致);E. 右侧耳后动脉血流频谱呈高速低阻改变;F、G. 双侧颈内静脉对比,右侧颈内静脉血流速度相对加快,静脉频谱搏动性增强;H、I. 治疗后右侧颈外动脉及耳后动脉频谱形态恢复正常。

【超声诊断】颅内动静脉瘘,右侧硬脑膜动静脉瘘可能。

【超声诊断依据】超声检查显示右侧颈动脉搏动指数较左侧明显减低,以右侧颈外动脉为著,右侧耳后动脉在无狭窄的情况下出现高速低阻改变(趋势较同侧颈外动脉更明显),提示右侧耳后动脉远段存在动静脉瘘可能,右侧耳后动脉颅外段扫查未见瘘口样异常回声,提示瘘口可能位于颅内,硬脑膜动静脉瘘可能性大。右侧颈内静脉血流速度增快,搏动性增强,提示颅内动静脉之间可能存在吻合。该患者行 DSA 检查证实并接受弹簧圈封堵治疗,封堵后患者右侧颈动脉系统频谱形态恢复正常。

【推荐检查】建议结合 DSA 检查。

【病例诊断】右侧小脑幕附近硬脑膜动静脉瘘,以右侧颈外动脉分支参与供血为主。

【点评】尽管超声无法直接探查到绝大部分颅内动静脉瘘的瘘口位置,但颅内动静脉瘘可引起颈部动静脉频谱形态改变,通过探查颈部动静脉可间接诊断颅内动静脉窦的存在。

病例 67

【病史】男,50 岁,头晕 2 月余,加重伴进行性视物重影 1 个月。

【实验室检查】常规实验室检查结果无明显异常。

【其他影像学检查】CTA 检查:左侧颈内动脉 C_{3-5} 段见多发迂曲血管团并血管钙化;左侧海绵窦增宽,增强扫描显影;左侧眼上静脉增粗;颅内静脉窦及颈内静脉显影,考虑颈内动脉海绵窦瘘。见图 67-1。

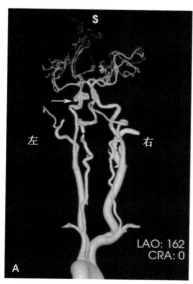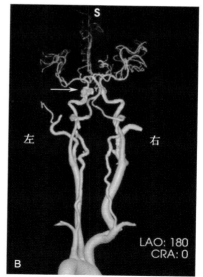

图 67-1　CTA 图像

箭示左侧颈内动脉迂曲血管团(A、B)。

【超声表现】见图 67-2。

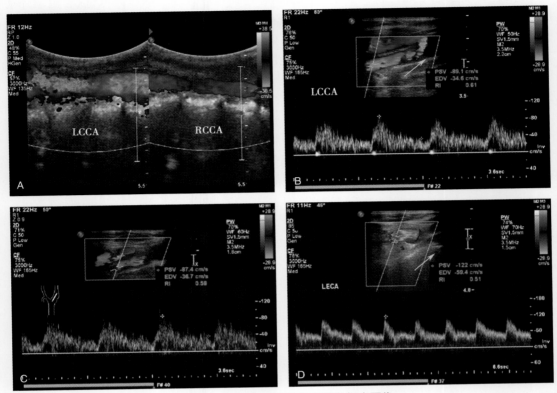

图 67-2　左侧颈动脉彩色多普勒超声图像

A. 左侧颈总动脉（LCCA）较右侧颈总动脉（RCCA）彩色血流信号明亮,呈花色血流;B、C. 左侧颈总动脉（LCCA）、颈内动脉血流速度尚正常,频谱边缘呈毛刺样改变;D. 左侧颈外动脉（LECA）血流速度正常,频谱边缘未见毛刺样改变。

【超声诊断】颅内动静脉瘘。

【超声诊断依据】颈动脉超声检查提示左侧颈总动脉、颈内动脉频谱边缘呈毛刺样改变,且患者有眼部视物障碍等临床症状,提示有颅内动静脉瘘存在可能。

【推荐检查】建议结合 DSA 检查。

【病例诊断】颈内动脉海绵窦瘘。

【点评】颈内动脉海绵窦瘘指颈内动脉 C_4 段或其分支破裂后与海绵窦形成的异常动静脉交通,导致海绵窦内的压力增高,引起眶部、中枢神经系统的相应症状,颈动脉超声检查提示动脉频谱边缘呈毛刺样改变,提示有颅内动静脉瘘存在的可能,结合患者视物困难的临床症状,行 CTA 检查,最终诊断为颈内动脉海绵窦瘘。

病例 68

【病史】女,53 岁,头痛伴视物双影。无高血压、糖尿病病史和吸烟、饮酒史。

【实验室检查】常规实验室检查结果无明显异常。

【其他影像学检查】DSA 检查:右侧颈内动脉海绵窦瘘。见图 68-1。

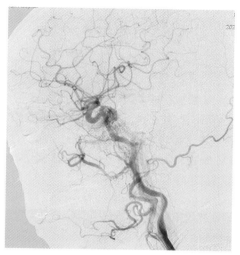

图 68-1 颅内动脉 DSA 图像
箭示右侧颈内动脉海绵窦瘘。

【超声表现】见图 68-2。

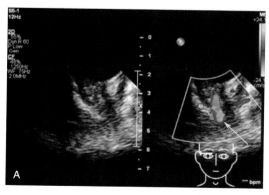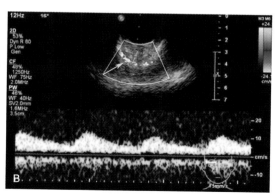

图 68-2 眼上静脉超声图像
A. 灰阶超声和彩色多普勒超声均显示右侧眼上静脉扩张(箭),血流反向;
B. 频谱多普勒超声显示右侧眼上静脉血流反向,频谱呈动脉样改变(箭)。

【超声诊断】右侧颈内动脉海绵窦瘘。

【超声诊断依据】灰阶超声和彩色多普勒超声显示眼上静脉扩张,彩色多普勒超声显示眼上静脉血流反向,频谱多普勒超声显示眼上静脉血流反向,频谱呈动脉样改变。

【推荐检查】建议结合 DSA 检查。

【病例诊断】右侧颈内动脉海绵窦瘘。

【点评】经颅彩色多普勒超声虽然不能直接探查颈内动脉海绵窦瘘,但能够通过眼上静脉进行间接评估。正常眼上静脉血流方向应背离探头,血流频谱呈静脉样,当出现颈内动脉海绵窦瘘时,眼上静脉血流方向和血流频谱发生改变。

病例 69

【病史】女,47 岁,头痛伴双眼视物模糊半月余。

【实验室检查】纤维蛋白降解产物 7.20μg/ml,血浆凝血酶原时间 8.30 秒,活化部分凝血活酶时间 20.40 秒,凝血酶时间 9.7 秒,D- 二聚体 5.80μg/ml。

【其他影像学检查】CTV 检查:双侧额顶叶皮层静脉、上矢状窦、右侧横窦、乙状窦多发异常信号,提示静脉窦血栓。见图 69-1。

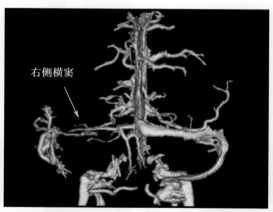

右侧横窦

图 69-1　颅内静脉 CTV 图像
箭示右侧横窦血栓形成。

【超声表现】见图 69-2。

【超声诊断】考虑右侧横窦血栓形成。

【超声诊断依据】经肘静脉团注 2.5ml 超声造影剂后,从左侧颞窗观察右侧静脉窦内血流充盈情况,可见右侧横窦内无血流充盈,从右侧颞窗观察左侧静脉窦血流充盈情况,可见左侧横窦内血流充盈良好,结合实验室检查指标,考虑为右侧静脉窦血栓形成。

【推荐检查】建议结合 DSA 检查。

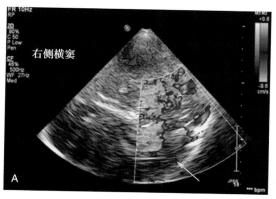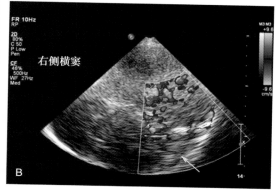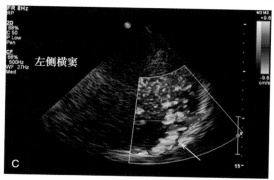

图 69-2　经颅彩色多普勒超声联合经颅超声造影图像

A、B. 左侧颞窗探查：经肘静脉团注超声造影剂 2.5ml，右侧横窦内未见明显造影剂灌注，彩色多普勒超声显示右侧横窦内血流无明显充盈（箭）；C. 右侧颞窗探查：经肘静脉团注超声造影剂 2.5ml，左侧横窦内可见明显造影剂灌注，彩色多普勒超声显示左侧横窦明显血流充盈（箭）。

【病例诊断】右侧横窦血栓形成。

【点评】经颅超声对成人颅脑静脉窦的显示具有一定的局限性：常规经颅彩色多普勒超声检查对颅内静脉窦显示不佳，需行经颅超声造影提高血流信号显示，注射造影剂后在彩色模式下观察 CDFI 血流信号；经颅超声可显示直窦、横窦、基底静脉、大脑中深静脉、Galen 静脉等，但由于声窗限制，无法显示上矢状窦、乙状窦、颈内静脉末端。该患者为中年女性，急性起病，于休息时突发右枕部炸裂样头痛，伴双眼痉挛样疼痛，存在颅内压升高的症状和体征。患者曾存在服用长效避孕药史，存在血栓形成的危险因素，超声显示右侧横窦内未见明显造影剂灌注，结合实验室检查，提示右侧横窦内血栓形成，可经磁共振静脉造影（magnetic resonance venography，MRV）检查确诊。本病例有两点不足：刚注射造影剂后图像彩色外溢明显，可降低彩色增益或稍后待造影剂代谢一定时间后再观察存图；未存留频谱图像，频谱可用于区分动静脉、评估急性血栓侧支代偿情况、评估血栓治疗后血管再通等。

病例 70

【病史】女,28岁,头痛3天余。

【实验室检查】纤维蛋白降解产物 4.40μg/ml,D- 二聚体 1.35μg/ml。

【其他影像学检查】MRV 检查:左侧横窦、上矢状窦未见显影。见图 70-1。

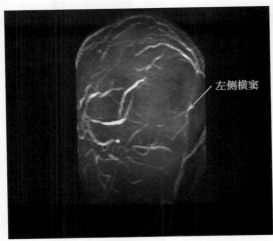

图 70-1　颅内静脉 MRV 图像
箭示左侧横窦血栓形成。

【超声表现】见图 70-2。

【超声诊断】考虑左侧横窦血栓形成。

【超声诊断依据】从右侧颞窗观察,注入超声造影剂后,彩色多普勒超声显示左侧横窦内未见明显血流信号,结合患者发病年龄,急性发病,提示为左侧横窦血栓形成。

【推荐检查】建议结合 DSA 检查。

【病例诊断】左侧横窦血栓形成。

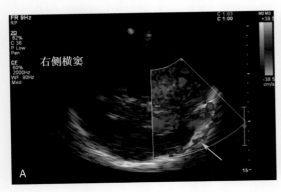
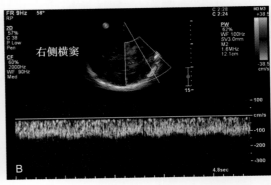

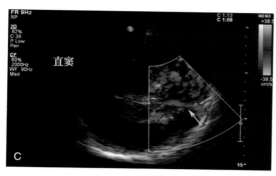 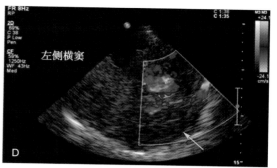

图 70-2　经颅彩色多普勒超声联合经颅超声造影图像

A、B. 左侧颞窗探查：经肘静脉团注超声造影剂 2.5ml，直窦及右侧横窦内可见造影剂灌注，彩色多普勒超声显示直窦及右侧横窦内血流充盈连续、通畅并可探及静脉频谱（箭）；C. 右侧颞窗探查：经肘静脉团注超声造影剂 2.5ml，直窦内可见造影剂灌注，彩色多普勒超声显示直窦内血流充盈连续、通畅（箭）；D. 左侧横窦内未见明显造影剂灌注（箭），彩色多普勒超声显示左侧横窦内未见明显血流信号。

【点评】本例患者为青年女性，急性起病，行经颅彩色多普勒超声及超声造影检查，彩色多普勒超声显示左侧横窦内未见明显血流信号，结合实验室检查指标，考虑为静脉窦血栓形成，可经 DSA 检查确诊。

病例 71

【病史】女，51 岁，头晕、头痛 5 天。

【实验室检查】D- 二聚体 1.30μg/ml。

【其他影像学检查】MRV 检查：左侧横窦、乙状窦未见显影。见图 71-1。

【超声表现】见图 71-2。

【超声诊断】考虑左侧横窦血栓形成。

【超声诊断依据】经肘静脉团注超声造影剂后，从右侧颞窗观察，左侧横窦内未见造影剂充填，彩色多普勒超声显示左侧横窦内未见明显血流信号。

【推荐检查】建议结合 DSA 检查。

【病例诊断】左侧横窦血栓形成。

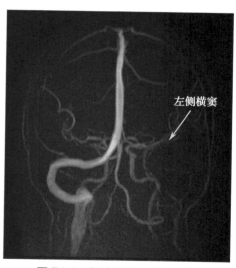

图 71-1　颅内静脉 MRV 图像
箭示左侧横窦血栓形成。

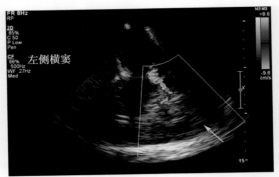

图 71-2　经颅彩色多普勒超声联合经颅超声造影图像

经右侧颞窗探查：经肘静脉团注超声造影剂 2.5ml，左侧横窦内未见明显
造影剂灌注，彩色多普勒超声显示左侧横窦内未见明显血流信号（箭）。

【点评】由于颅内静脉窦血流速度较低，常规经颅彩色多普勒超声很难探及血流信号，通常使用经颅超声造影提高血流信号显示，在扫查时应进行双侧颞窗探查，观察远场静脉窦内血流情况，并测量血流频谱。由于声窗限制，超声无法观测到成人上矢状窦。

病例 72

【病史】男，38 岁，头晕、头痛伴恶心、呕吐 4 个月。
【实验室检查】纤维蛋白降解产物 7.19μg/ml，D- 二聚体 3.90μg/ml。
【其他影像学检查】MRV 检查：右侧横窦、乙状窦未见显示。见图 72-1。

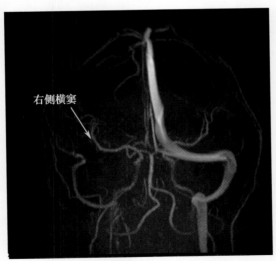

图 72-1　颅内静脉 MRV 图像
箭示未显影的右侧横窦。

【超声表现】见图 72-2。

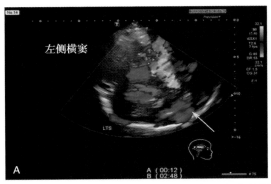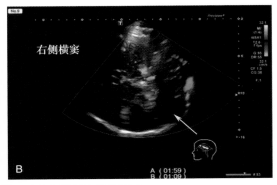

图 72-2　经颅彩色多普勒超声联合经颅超声造影图像

A. 经右侧颞窗探查：经肘静脉团注超声造影剂 2.5ml，左侧横窦内可见造影剂灌注，彩色多普勒超声显示左侧横窦内可见血流信号（箭）；B. 经左侧颞窗探查：经肘静脉团注超声造影剂 2.5ml，右侧横窦内未见明显造影剂灌注，彩色多普勒超声显示右侧横窦内未见明显血流信号（箭）。

【超声诊断】考虑右侧横窦血栓形成。

【超声诊断依据】经肘静脉团注超声造影剂后，从左侧颞窗观察，右侧横窦内未见造影剂充填，未见明显血流信号。

【推荐检查】建议结合 DSA 检查。

【病例诊断】右侧横窦血栓形成。

【点评】本例患者急性起病，有头痛、恶心等颅内压增高的症状和体征。患者行经颅彩色多普勒超声及超声造影检查提示右侧横窦内未见造影剂充盈及彩色血流信号，结合实验室检查结果，考虑为静脉窦血栓形成，可经 MRV 检查确诊。经颅超声造影观察颅内静脉窦时，若注射造影剂后彩色外溢明显，应降低增益或等待一段时间，观察时应同时测量血流频谱。

病例 73

【病史】男，58 岁，间断头晕、头痛 1 个月，加重 2 周。

【实验室检查】D- 二聚体 4.80μg/ml。

【其他影像学检查】MRV 检查：左侧横窦、乙状窦血栓形成，管腔闭塞。见图 73-1。

【超声表现】见图 73-2。

【超声诊断】左侧横窦血栓形成。

【超声诊断依据】经肘静脉团注超声造影剂后，从右侧颞窗观察，左侧横窦内未见造影剂灌注，彩色多普勒超声显示左侧横窦内未见血流信号。

【推荐检查】建议结合 DSA 检查。

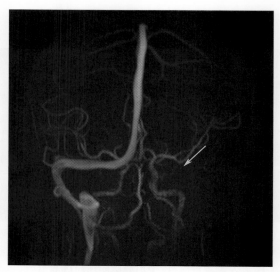

图 73-1　颅内静脉 MRV 图像

箭示左侧横窦血栓形成。

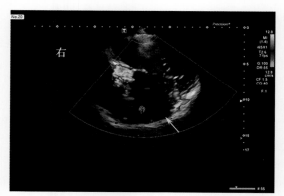

图 73-2　经颅彩色多普勒超声联合经颅超声造影图像

经右侧颞窗探查：经肘正静脉团注超声造影剂 2.5ml，左侧横窦内未见明
显造影剂灌注，彩色多普勒超声显示左侧横窦内未见明显血流信号（箭）。

【病例诊断】左侧横窦血栓形成。

【点评】本例患者为中年男性，急性起病，行经颅彩色多普勒超声及超声造影检查提示
左侧横窦内未见造影剂充盈及彩色血流信号，考虑为静脉窦血栓形成，可行 MRV 检查确诊。

病例 74

【病史】女，35 岁，头痛 9 天，右侧肢体麻木无力 1 天。剖宫产术后卧床 1 天突发头痛，
为双侧后枕部持续性轻中度疼痛，伴颈部僵硬感。随后逐渐出现右侧肢体无力、言语不清、

右侧面部麻木症状。

【实验室检查】纤维蛋白降解产物 6.59μg/ml，血浆凝血酶原时间 9.10 秒，活化部分凝血活酶时间 24.30 秒，凝血酶时间 11.6 秒，D- 二聚体 3.40μg/ml。

【其他影像学检查】MRV 检查：右侧横窦、乙状窦、上矢状窦前中 1/3 未见显影，内见等信号，考虑血栓形成可能。见图 74-1。

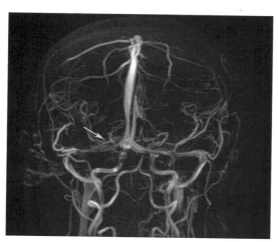

图 74-1　颅内静脉 MRV 图像
箭示右侧横窦血栓形成。

【超声表现】见图 74-2。

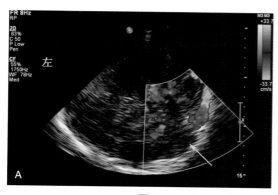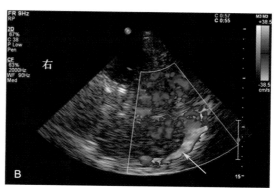

图 74-2　经颅彩色多普勒超声联合经颅超声造影图像
A. 经左侧颞窗探查：经肘静脉团注超声造影剂 2.5ml，右侧横窦内未见明显造影剂灌注，彩色多普勒超声显示右侧横窦内未见明显血流信号（箭）；B. 经右侧颞窗探查：经肘静脉团注超声造影剂 2.5ml，左侧横窦内有明显彩色血流信号（箭）。

【超声诊断】右侧横窦血栓形成。

【超声诊断依据】经颅彩色多普勒超声联合超声造影检查显示右侧横窦走行区未见明显血流信号，考虑右侧横窦血栓形成可能。

【推荐检查】建议结合 DSA 检查。

【病例诊断】右侧横窦血栓形成。

【点评】该患者为年轻女性,急性起病,进展性病程,表现为头痛、颈项强直等脑膜刺激症状,可能为颅内压增高所致,且患者于产后 1 天发病,产褥期高凝状态可能性大,经颅彩色多普勒超声检查显示右侧横窦走行区未见明显血流信号,考虑颅内静脉窦血栓形成可能。

病例 75

【病史】男,20 岁,头痛伴恶心、呕吐 6 天。

【实验室检查】D- 二聚体 2.70μg/ml。

【其他影像学检查】MRV 检查:右侧横窦未见明显显影,考虑血栓形成。见图 75-1。

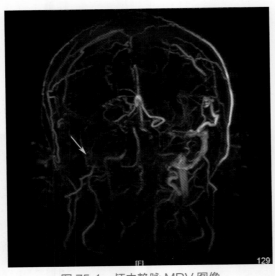

图 75-1　颅内静脉 MRV 图像
箭示无明显显影的右侧横窦。

【超声表现】见图 75-2。

【超声诊断】右侧横窦血栓形成。

【超声诊断依据】经颅彩色多普勒超声联合超声造影检查显示直窦及左侧横窦内血流信号充盈良好,右侧横窦内未见明显血流信号,提示右侧横窦血栓形成。

【推荐检查】建议结合 DSA 检查。

【病例诊断】右侧横窦血栓形成。

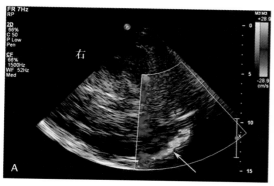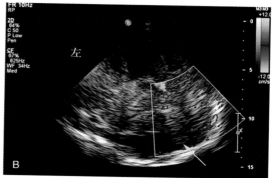

图 75-2　经颅彩色多普勒超声联合经颅超声造影图像

A. 经右侧颞窗探查：经肘静脉团注超声造影剂 2.5ml，左侧横窦内有明显血流信号（箭）；B. 经左侧颞窗探查：经肘静脉团注超声造影剂 2.5ml，彩色多普勒超声显示右侧横窦内无明显血流信号（箭）。

【点评】该患者无明显诱因突发头痛伴恶心、呕吐等颅高压症状，经颅彩色多普勒超声联合超声造影检查显示直窦及左侧横窦内血流信号充盈良好，右侧横窦内未见明显血流信号，提示右侧横窦血栓形成。结合患者的病史及经颅超声造影表现，患者最终诊断为右侧横窦血栓形成。

病例 76

【病史】男，56 岁，头痛 2 天。既往有高血压病史 11 年，规律服药；吸烟 30 余年，偶尔饮酒。

【实验室检查】D-二聚体 2.90μg/ml。

【其他影像学检查】MRV 检查：上矢状窦、窦汇、右侧乙状窦、右侧横窦未见显影，考虑血栓形成。见图 76-1。

【超声表现】见图 76-2。

【超声诊断】右侧横窦血栓形成。

【超声诊断依据】经颅超声造影检查显示右侧横窦走行区未见明显血流信号，考虑右侧横窦血栓形成。

【推荐检查】建议结合 DSA 检查。

【病例诊断】右侧横窦血栓形成。

【点评】本例患者为中年男性，急性起病，进展性病程，表现为头痛、恶心等高颅压症状，且经颅超声造影显示右侧横窦走行区未见血流信号，考虑右侧横窦血栓形成可能。

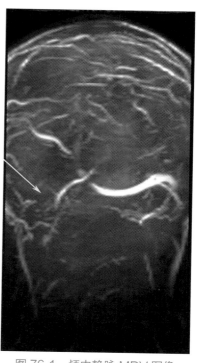

图 76-1　颅内静脉 MRV 图像
箭示右侧横窦血栓形成。

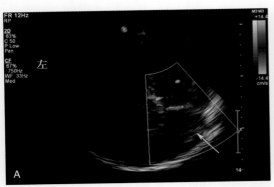
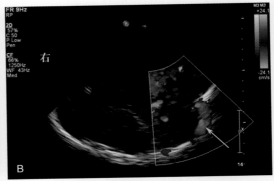

图 76-2　经颅彩色多普勒超声联合经颅超声造影图像

A.经左侧颞窗探查:经肘静脉团注超声造影剂 2.5ml,右侧横窦内未见明显造影剂灌注,彩色多普勒超声显示右侧横窦内未见明显血流信号(箭);B.经右侧颞窗探查:经肘静脉团注超声造影剂 2.5ml,左侧横窦内有明显血流信号(箭)。

病例 77

【病史】女,30 岁,剖宫产术后头痛 5 天。

【实验室检查】血浆凝血酶原时间 10.10 秒,活化部分凝血活酶时间 25.30 秒,凝血酶时间 12.6 秒,D-二聚体 1.40μg/ml。

【其他影像学检查】MRV 检查:左侧横窦未显示,考虑静脉窦血栓形成;其余各大静脉窦显示良好。见图 77-1。

【超声表现】见图 77-2。

【超声诊断】左侧横窦血栓形成。

【超声诊断依据】经颅超声造影检查显示左侧横窦内无明显血流信号,提示左侧横窦血栓形成。

【推荐检查】建议结合 DSA 检查。

【病例诊断】左侧横窦血栓形成。

【点评】本例患者剖宫产术后无明显诱因出现头痛等颅内压增高症状,且患者既往体健,经颅超声造影检查提示左侧横窦血栓形成,结合患者的病史及经颅超声造影表现,患者最终诊断为左侧横窦血栓形成。

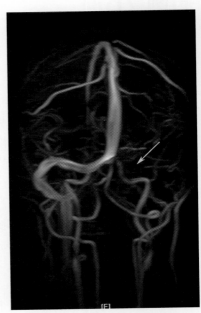

图 77-1　颅内静脉 MRV 图像
箭示左侧横窦血栓形成。

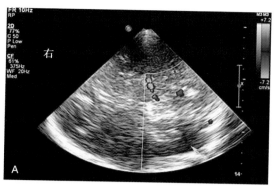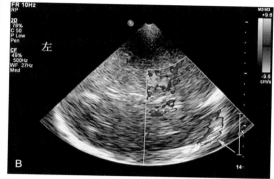

图 77-2　经颅彩色多普勒超声联合经颅超声造影图像

A. 经右侧颞窗探查：经肘静脉团注超声造影剂 2.5ml，彩色多普勒超声显示左侧横窦内无明显血流信号（箭）；B. 经左侧颞窗探查：经肘静脉团注超声造影剂 2.5ml，右侧横窦内有明显血流信号（箭）。

病例 78

【病史】女，28 岁，右侧桥小脑角区听神经鞘瘤切除术后 8 天，头痛、恶心 7 小时。

【实验室检查】D- 二聚体 2.05μg/ml。

【其他影像学检查】MRV 检查：右侧横窦末端、乙状窦及右侧颈内静脉未见显影，考虑血栓形成可能。见图 78-1。

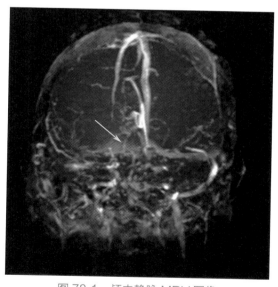

图 78-1　颅内静脉 MRV 图像

箭示右侧横窦血栓形成。

【超声表现】见图 78-2。

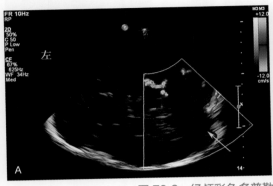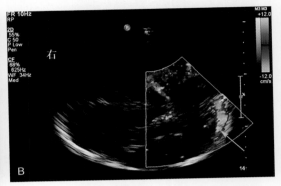

图 78-2　经颅彩色多普勒超声联合经颅超声造影图像

A. 经左侧颞窗探查：经肘静脉团注超声造影剂 2.5ml，右侧横窦内未见明显造影剂灌注，彩色多普勒超声显示右侧横窦内无明显血流信号(箭)；B. 经右侧颞窗探查：经肘静脉团注超声造影剂 2.5ml，左侧横窦内有明显血流信号(箭)。

【超声诊断】右侧横窦血栓形成。

【超声诊断依据】经颅超声造影检查显示右侧横窦走行区无明显血流信号，左侧横窦内彩色血流信号充盈良好，考虑颅内静脉窦血栓形成可能。

【推荐检查】建议结合 DSA 检查。

【病例诊断】右侧横窦血栓形成。

【点评】本例患者为年轻女性，急性起病，表现为头痛、恶心等颅内压增高症状，且经颅超声造影显示右侧横窦走行区无明显血流信号，考虑颅内静脉窦血栓形成，可经 MRV 检查确诊。

病例 79

【病史】男，46 岁，突发头痛 10 天。

【实验室检查】血浆凝血酶原时间 8.90 秒，活化部分凝血活酶时间 25.30 秒，凝血酶时间 11.1 秒，D- 二聚体 2.10μg/ml。

【其他影像学检查】CTV 检查：双侧横窦局部不规则变细，窦内见条状低密度，考虑慢性静脉窦血栓。见图 79-1。

【超声表现】见图 79-2。

【超声诊断】双侧横窦血栓形成。

【超声诊断依据】经颅彩色多普勒超声联合经颅超声造影检查显示双侧横窦内无明显血流信号，提示双侧横窦血栓形成可能。

【推荐检查】建议结合 DSA 检查。

【病例诊断】双侧横窦血栓形成。

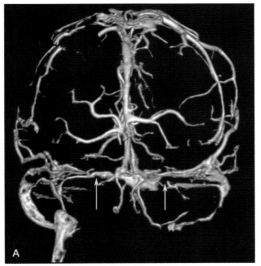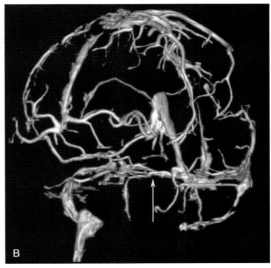

图 79-1　颅内静脉 CTV 图像

箭示双侧横窦血栓形成（A、B）。

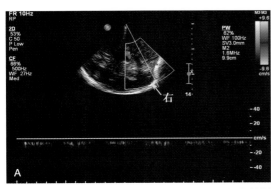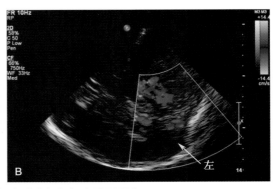

图 79-2　经颅彩色多普勒超声联合经颅超声造影图像

A. 经左侧颞窗探查：经肘静脉团注超声造影剂 2.5ml，右侧横窦内未见明显造影剂灌注，彩色多普勒超声显示右侧横窦内未见明显血流信号（箭）；B. 经右侧颞窗探查：经肘静脉团注超声造影剂 2.5ml，左侧横窦内未见明显造影剂灌注，彩色多普勒超声显示左侧横窦内未见明显血流信号（箭）。

【点评】经颅超声造影检查可提高颅内血管的显示率，但有以下原因易造成一定程度的漏诊和误诊：①既往合并颅内疾病，如颅内动静脉畸形、既往静脉窦血栓等；②透声窗差，超声无法显示颅内结构；③超声医师手法的熟练度；④颅内静脉窦血流速度慢，不易探及完整的静脉窦内血流信号；⑤静脉窦走行与超声声束的方向是否垂直；⑥超声造影模式下彩色外溢；⑦患者周围静脉循环通路是否开放等。本例患者为中年男性，急性起病，主要症状为头痛，既往体健，结合经颅彩色多普勒超声和经颅超声造影表现，提示双侧横窦血栓形成，建议行 MR 相关检查确诊。

病例 80

【病史】女,40 岁,突发肢体抽搐伴右侧肢体无力 7 天。

【实验室检查】纤维蛋白降解产物 5.00μg/ml,血浆凝血酶原时间 17.10 秒,活化部分凝血活酶时间 22.30 秒,凝血酶时间 15.6 秒,D- 二聚体 2.80μg/ml。

【其他影像学检查】DSA 检查:上矢状窦、右侧横窦、右侧乙状窦静脉血栓形成。见图 80-1。

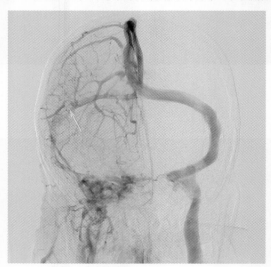

图 80-1 颅内静脉 DSA 图像

箭示右侧横窦血栓形成。

【超声表现】见图 80-2。

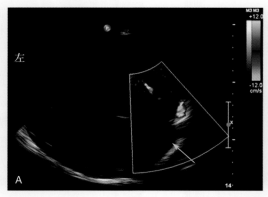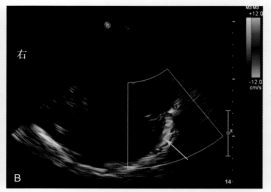

图 80-2 经颅彩色多普勒超声联合经颅超声造影图像

A. 经左侧颞窗探查:经肘静脉团注超声造影剂 2.5ml,右侧横窦内未见明显造影剂灌注,彩色多普勒超声显示右侧横窦内未见明显血流信号(箭);B. 经右侧颞窗探查:经肘静脉团注超声造影剂 2.5ml,左侧横窦内可见造影剂灌注,彩色多普勒超声显示左侧横窦内可见血流信号(箭)。

【超声诊断】右侧横窦血栓形成。

【超声诊断依据】经颅彩色多普勒超声联合经颅超声造影检查显示右侧横窦内未见明显血流信号,提示右侧横窦血栓形成可能。

【推荐检查】建议结合 DSA 检查。

【病例诊断】右侧横窦血栓形成。

【点评】颅内静脉血栓形成的常见病因为:①遗传性血液高凝状态;②获得性血液高凝状态;③感染;④炎症反应和自身免疫性疾病;⑤血液病;⑥肿瘤;⑦药物;⑧其他因素。本例患者为中年女性,结合患者的发病年龄、性别及经颅彩色多普勒超声和经颅超声造影表现,提示右侧横窦血栓形成,后经 DSA 检查证实。

病例 81

【病史】女,54 岁,双耳疼痛 5 天,头痛 3 天。

【实验室检查】D- 二聚体 3.1μg/ml。

【其他影像学检查】MRV 检查:上矢状窦后部、右侧横窦及乙状窦血栓形成。见图 81-1。

【超声表现】见图 81-2。

【超声诊断】右侧横窦血栓形成。

【超声诊断依据】经颅彩色多普勒超声联合经颅超声造影检查显示右侧横窦内未见明显血流信号,提示右侧横窦血栓形成可能。

【推荐检查】建议结合 DSA 检查。

【病例诊断】右侧横窦血栓形成。

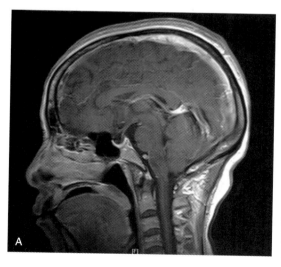
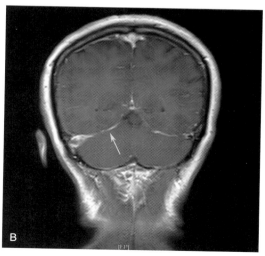

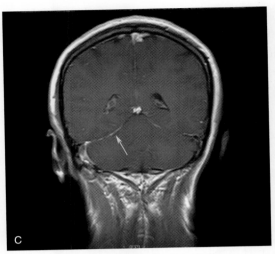

图 81-1　颅内静脉 MRV 图像

箭示右侧横窦血栓形成（A~C）。

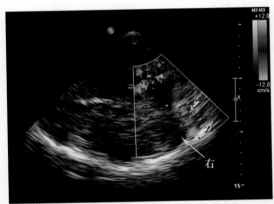

图 81-2　经颅彩色多普勒超声联合经颅超声造影图像

经左侧颞窗探查：经肘静脉团注超声造影剂 2.5ml，右侧横窦内未见明显
造影剂灌注，彩色多普勒超声显示右侧横窦内未见明显血流信号（箭）。

【点评】经颅彩色多普勒超声对患者颅内静脉窦及静脉探查方法如下：检查时，嘱患者仰卧位，头偏向一侧，经颞窗识别 Willis 环后，将脉冲重复频率降低，并将彩色增益调整到最佳信噪比。大脑中深静脉位于大脑中动脉后方，内陷深度为 40~60mm，血流方向呈蓝色。然后调整检查窗的深度，使对侧颅骨可见。基底静脉（BV）沿大脑后动脉走行，位于大脑后动脉 P₂ 段的后方，血流方向呈蓝色。探头向上倾斜至第三脑室水平后，可以在松果体区正后方的中线检查 Galen 静脉。在此位置，沿 Galen 静脉的流动方向远离探头来定位直窦。在中线附近或中线处可以显示同侧的 Galen 静脉及直窦（SS）的近端。探头的前端再次向下旋转至鼻鞍，探头作为一个整体向下倾斜至颅底，对侧横窦（TS）显示为颅骨旁的蓝色血流。本例患者为中年女性，D- 二聚体升高，为血栓好发人群，结合 MRV、经颅彩色多普勒超声和经颅超声造影检查最终诊断为右侧横窦血栓形成。

病例 82

【病史】女,29 岁,头痛、恶心、呕吐伴左侧肢体无力 17 天。28 天前行剖宫产术。

【实验室检查】血浆凝血酶原时间 12.20 秒,活化部分凝血活酶时间 28.80 秒,凝血酶时间 17.4 秒,D- 二聚体 1.00μg/ml。

【其他影像学检查】MRV 检查:上矢状窦中段局部及左侧乙状窦、横窦血栓形成可能性大。见图 82-1。

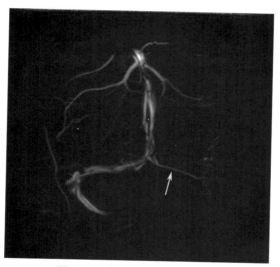

图 82-1　颅内静脉 MRV 图像
箭示左侧横窦血栓形成。

【超声表现】见图 82-2。

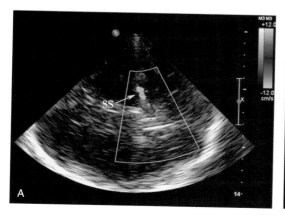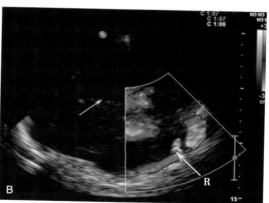

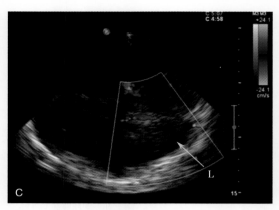

图 82-2 经颅彩色多普勒超声联合经颅超声造影图像

A、B. 经左侧颞窗探查：经肘静脉团注超声造影剂 2.5ml，直窦及右侧横窦内可见造影剂灌注，彩色多普勒超声显示直窦及右侧横窦内可见血流信号（箭）；C. 经右侧颞窗探查：经肘静脉团注超声造影剂 2.5ml，左侧横窦内未见明显造影剂灌注，彩色多普勒超声显示左侧横窦内未见明显血流信号（箭）。

【超声诊断】左侧横窦血栓形成。

【超声诊断依据】经颅彩色多普勒超声联合经颅超声造影显示直窦、右侧横窦内可见血流信号，左侧横窦内未见明显血流信号，提示左侧横窦血栓形成可能。

【推荐检查】建议结合 DSA 检查。

【病例诊断】左侧横窦血栓形成。

【点评】颅内静脉窦血栓占所有脑卒中的 0.5%~1.0%，主要发生于青壮年，发病机制复杂，早期发现困难。近年来，经颅彩色多普勒超声、经颅超声造影为颅内静脉窦血栓的检查提供了新的方向。

该患者为年轻女性，近期行剖宫产术，结合患者的发病年龄、性别、剖宫产术病史、经颅彩色多普勒超声检查、经颅超声造影检查，特别是 MRV 的检查，左侧横窦血栓形成诊断明确。

病例 83

【病史】女，66 岁，头顶部刀割样疼痛。既往有高血压病史。

【实验室检查】空腹血糖 5.63mmol/L，总胆固醇 3.94mmol/L，甘油三酯 2.25mmol/L。

【其他影像学检查】DSA 检查：左侧大脑中动脉 M_1 远段动脉瘤。见图 83-1。

【超声表现】见图 83-2。

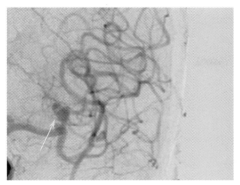

图 83-1 颅内动脉 DSA 图像

箭示动脉瘤。

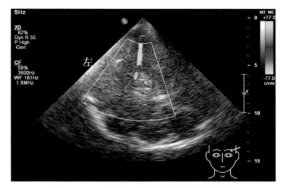

图 83-2 经颅彩色多普勒超声图像

左侧大脑中动脉 M_1 远段瘤样扩张,呈"阴阳"征(箭)。

【超声诊断】左侧大脑中动脉 M_1 远段动脉瘤。

【超声诊断依据】经颅彩色多普勒超声能够显示左侧大脑中动脉 M_1 远段瘤样扩张,呈"阴阳"征。

【推荐检查】建议结合 DSA 检查。

【病例诊断】左侧大脑中动脉 M_1 远段动脉瘤。

【点评】经颅彩色多普勒超声诊断颅内动脉瘤的标准为:①与颅内动脉相连的红或蓝或红蓝并存的圆形或椭圆形异常血流。②其内血流频谱为向上或向下的低频低流速动脉样频谱,同时伴有鼓音样或机器房样音频信号。

利用经颅彩色多普勒超声对动脉瘤诊断时要注意与动静脉畸形及颈内动脉海绵窦瘘等进行鉴别。颅内动脉瘤的检出成功率与动脉瘤的位置、瘤径大小、患者有无合并严重脑血管痉挛、透声窗条件及检查者的经验有关。

本例患者经颅彩色多普勒超声检查虽然能够较清晰地显示左侧大脑中动脉 M_1 远段瘤样扩张,呈"阴阳"征,但如果能补充血流频谱图像,将使诊断证据更加充分。

病例 84

【病史】女,57 岁,体检发现颅内动脉瘤。

【实验室检查】空腹血糖 5.02mmol/L,总胆固醇 4.61mmol/L,甘油三酯 1.04mmol/L。

【其他影像学检查】CTA 检查:左侧颈内动脉 C_7 段动脉瘤。见图 84-1。

【超声表现】见图 84-2。

【超声诊断】左侧颈内动脉 C_7 段动脉瘤。

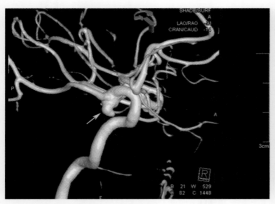

图 84-1　颅内动脉 CTA 图像
箭示动脉瘤。

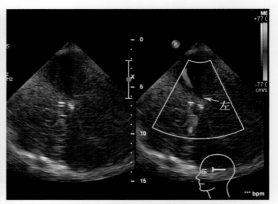

图 84-2　经颅彩色多普勒超声图像
左侧颈内动脉 C_7 段瘤样扩张，呈"阴阳"征（箭）。

【超声诊断依据】经颅彩色多普勒超声显示左侧颈内动脉 C_7 段瘤样扩张，呈"阴阳"征。

【推荐检查】建议结合 DSA 检查。

【病例诊断】左侧颈内动脉 C_7 段动脉瘤。

【点评】颅内动脉瘤引起的常见症状包括头痛、头晕、眼部疼痛、眼睑下垂、视力障碍、复视、癫痫等，较小的动脉瘤（直径 1.0cm 以下）大多无明显症状。MRA 为颅内动脉动脉瘤常用的检查方法之一，DSA 是诊断颅内动脉瘤的"金标准"，经颅彩色多普勒超声不建议作为常规筛查手段。行经颅彩色多普勒超声检查时可参考 CTA 或 MRA 在可疑发生动脉瘤的部位仔细扫查，适当调整仪器，如量程、彩色增益等。

本例患者在经颅彩色多普勒超声检查时能够较清晰地显示左侧颈内动脉 C_7 段瘤样扩张，呈"阴阳"征，提示左侧颈内动脉 C_7 段动脉瘤，后行 DSA 检查确诊。

病例 85

【病史】女，53 岁，突发剧烈头痛伴意识丧失 2 天。

【实验室检查】空腹血糖 7.55mmol/L，总胆固醇 4.90mmol/L，甘油三酯 1.12mmol/L。

【其他影像学检查】CTA 检查：右侧颈内动脉 C_6、C_7 段动脉瘤；右侧大脑中动脉 M_1 段动脉瘤。见图 85-1。

DSA 检查：右侧颈内动脉 C_6、C_7 段动脉瘤；右侧大脑中动脉 M_1 段动脉瘤。见图 85-2。

【超声表现】见图 85-3。

【超声诊断】右侧颈内动脉颅内段动脉瘤。

【超声诊断依据】术中颅脑超声检查显示右侧颅内可见无回声区，分别与右侧颈内动脉 C_6 段及 C_7 段相连，诊断为颅内动脉瘤。

【推荐检查】建议结合 DSA 检查。

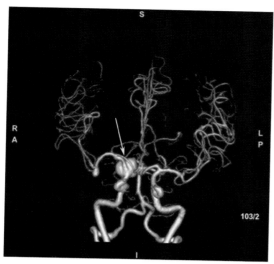

图 85-1　颅内动脉 CTA 图像
箭示动脉瘤。

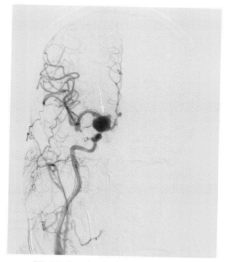

图 85-2　颅内动脉 DSA 图像
箭示动脉瘤。

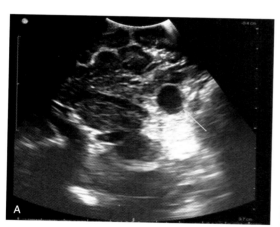

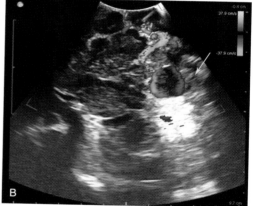

图 85-3　术中颅脑超声图像

A. 右侧颈内动脉 C_6 段可见大小约 16mm × 13mm 的无回声区，边界清，形态规则，
其远段与颈内动脉 C_7 段相连（箭）；B. CDFI 显示无回声区内可见涡流（箭）。

【病例诊断】右侧颈内动脉 C_6、C_7 段动脉瘤。

【点评】本例患者为中年女性，有高血压病史，为动脉瘤产生的危险因素，应用超声检查可以明确动脉瘤发生的位置，通过 CDFI 可以观察到动脉瘤与相邻动脉相连，结合患者的发病年龄、CTA、DSA 及术中颅脑超声检查，最终诊断为颅内动脉瘤。

病例 86

【病史】女,66 岁,头痛 2 年余。既往有高血压病史。

【实验室检查】空腹血糖 5.63mmol/L,总胆固醇 3.94mmol/L,甘油三酯 2.25mmol/L。

【其他影像学检查】DSA 检查:左侧颈内动脉 C_4 段动脉瘤。见图 86-1。

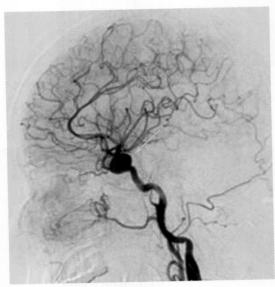

图 86-1　颅内动脉 DSA 图像
箭示动脉瘤。

【超声表现】见图 86-2。

【超声诊断】左侧颈内动脉 C_4 段动脉瘤。

【超声诊断依据】彩色多普勒超声于颈内动脉 C_4 段探及动脉瘤样扩张,呈"阴阳"征。频谱多普勒超声于动脉瘤瘤体内、瘤体近段及远段均探及颈内动脉样频谱。

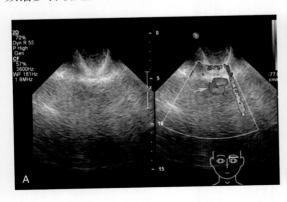

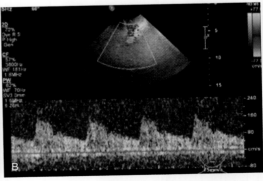

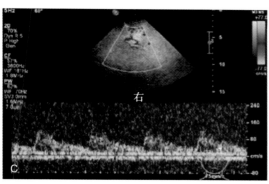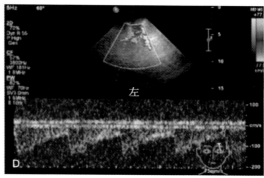

图 86-2　经颅彩色多普勒超声图像

A.经颅彩色多普勒超声经眼窗探查：左侧颈内动脉 C_4 段瘤样扩张,呈"阴阳"征(箭);

B~D.频谱多普勒超声显示左侧动脉瘤瘤体内、瘤体近段及远段动脉均探及颈内动脉样血流频谱。

【推荐检查】建议结合 DSA 检查。

【病例诊断】左侧颈内动脉 C_4 段动脉瘤。

【点评】与其他声窗不同,经眼窗扫查时,由于探头直接置于眼睑上方,因此,一定注意机械指数(MI)的调节,灰阶、彩色多普勒、频谱多普勒模式下 MI 均<0.23,且扫查时间不宜过长,否则会限制经颅多普勒超声对颈内动脉 C_4 段动脉瘤的检出率。

病例 87

【病史】男,51 岁,发现动脉瘤 8 个月。外院 DSA 检查诊断为右侧大脑中动脉动脉瘤,治疗期间发生抽搐、意识丧失,去骨瓣减压术后缓解。既往吸烟、饮酒 15 余年。

【实验室检查】常规实验室检查结果无明显异常。

【其他影像学检查】术后 DSA 检查:右侧大脑中动脉动脉瘤未显影。见图 87-1。

【超声表现】见图 87-2。

【超声诊断】右侧颅内囊实性占位,考虑动脉瘤伴血栓形成可能。

【超声诊断依据】术中颅脑超声检查显示右侧颅内见一处囊实性占位,部分为无回声,部分为高回声,CDFI 显示无回声区内见血流信号充盈,高回声区内未见血流信号,且周边可见动脉与病灶内无回声区相连,结合患者病史,考虑动脉瘤伴血栓形成可能。

【推荐检查】建议结合 DSA 检查。

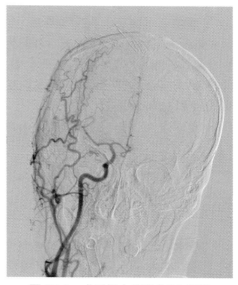

图 87-1　术后颅内动脉 DSA 图像

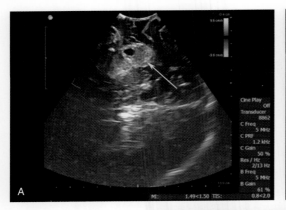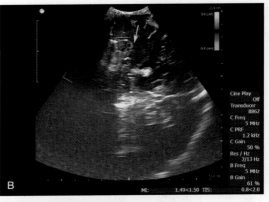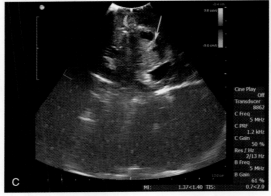

图 87-2　术中颅脑超声图像

A. 术中颅脑超声探查：发现右侧颅内囊实性占位，部分为无回声区，无回声区周边部分呈高回声（箭），高回声部分质地不均匀，CDFI 显示高回声部分未见血流信号（箭）；B. 彩色多普勒超声显示无回声区内见血流信号充盈；C. 周边可见动脉与病灶内无回声区相通（箭）。

【病例诊断】右侧大脑中动脉动脉瘤伴血栓形成。

【点评】本例患者为中年男性，无高血压、糖尿病、高脂血症病史，术中颅脑超声检查显示右侧颅内见一处囊实性占位，部分为无回声，部分为高回声，CDFI 显示无回声区内血流信号充盈，高回声区内未见血流信号，且周边可见动脉与病灶内无回声区相连，提示血管畸形可能，结合外院 DSA 检查结果证实为大脑中动脉动脉瘤伴血栓形成。术后经 DSA 检查证实动脉瘤已成功切除。

病例 88

【病史】女，35 岁，左侧口角抽搐半月余，意识不清、呕吐 12 小时。

【实验室检查】常规实验室检查结果未见明显异常。

【其他影像学检查】MRI 检查：右侧额叶占位，动脉瘤伴血栓形成？肿瘤卒中？见图 88-1。

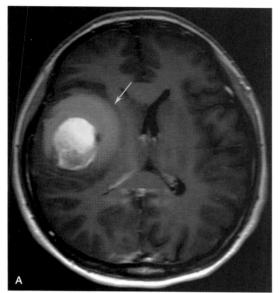
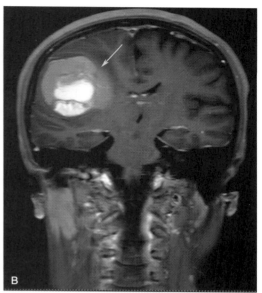
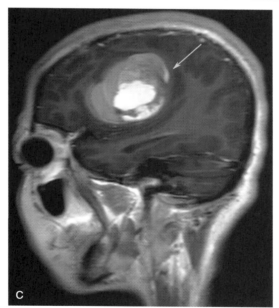

图 88-1 头部 MRI 图像
箭示额叶占位（A~C）。

【超声表现】见图 88-2。

【超声诊断】脑血管畸形破裂出血。

【超声诊断依据】术中颅脑超声检查显示右侧额叶可见以高回声为主的混合回声占位，边界清，形态规则，内部回声不均匀，符合脑出血超声表现；彩色多普勒超声及频谱多普勒超声可见数支低阻供血动脉；结合患者为青年女性，急性起病，为脑血管畸形的好发年龄，最终诊断为脑血管畸形破裂出血。

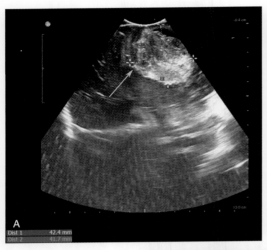
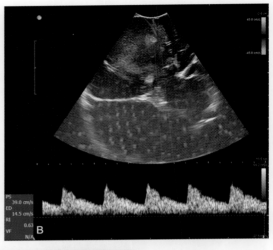
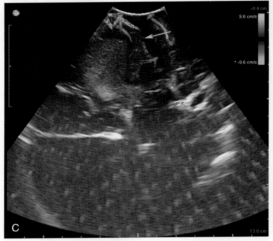

图 88-2　术中颅脑超声图像

A. 右侧额叶可见一处大小约 42mm×41mm 占位,内以高回声为主,边界清,形态规则,内部回声
不均匀(箭);B、C. 彩色多普勒超声显示周边可见数支粗大引流血管,为低阻血流(箭)。

【推荐检查】建议结合 MRI 检查。

【病例诊断】脑血管畸形破裂出血。

【点评】脑血管畸形是由于颅内的单支或多支血管异常发育而引起相应部位的异常血
管连接,进而导致脑出血或占位效应,临床出现脑出血、癫痫及相应的神经功能障碍。脑动
静脉畸形是脑血管畸形中常见的类型,通常由供血动脉、引流静脉及异常血管团组成,其内
无正常脑组织,由于异常血管团内缺乏毛细血管,血液从动脉直接进入静脉回流,故血流频
谱常表现为高速低阻样改变。在本例患者中,瘤体周边动脉并未出现典型的动静脉畸形的
高速低阻样频谱,推测可能是出血后一部分引流静脉闭塞,流量减小,降低了动静脉短路造
成的高血流动力状态。术中颅脑超声可以明确异常血管团部位、大小,引流动脉、静脉数目
及是否伴有动脉瘤。

病例 89

【病史】男,61 岁,突发左手无力 1 月余。既往吸烟、饮酒 30 余年。

【实验室检查】常规实验室检查结果无明显异常。

【其他影像学检查】MRI 检查:右侧颞岛叶出血性病变。见图 89-1。

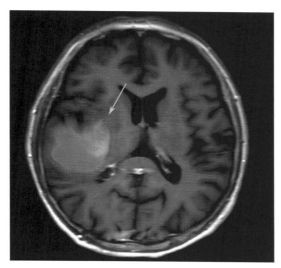

图 89-1 头部 MRI 图像

箭示右侧颞岛叶病变。

【超声表现】见图 89-2。

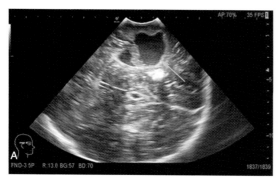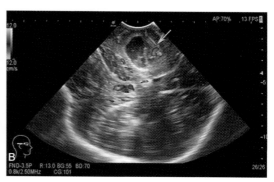

图 89-2 术中颅脑超声图像

A. 经右侧颞窗探查:右侧颞岛叶囊实性占位,边界清,形态欠规则,内以无回声区为主,内部透声差,内见絮状回声及密集点状回声漂浮,内壁尚平整,周边实性部分呈稍高回声(箭);B. CDFI 无回声区内未见明显血流信号,周边实性部分可见稍丰富的条状血流信号(箭)。

【超声诊断】右侧颞岛叶囊实性占位,血管畸形伴出血? 肿瘤伴出血?

【超声诊断依据】术中颅脑超声检查显示右侧颞岛叶以囊性为主病变,内部无回声区透声差,提示出血、坏死、囊性变可能;周边实性部分呈稍高回声,可见稍丰富的血流信号,提示血管畸形伴出血或肿瘤伴出血可能。

【推荐检查】建议结合 MRI 检查。

【病例诊断】颅内血管畸形伴出血。

【点评】本例患者为老年男性,病程短,起病急,无发热症状,无其他原发病灶,术中颅脑超声检查发现右侧颞岛叶有囊性为主的占位,排除脓肿及转移肿瘤卒中可能,考虑血管畸形伴出血或肿瘤伴出血可能,因此直接进行手术切除治疗,经病理证实为颅内血管畸形伴出血。

病例 90

【病史】男,24 岁,短暂意识障碍伴四肢抽搐 5 月余。

【实验室检查】常规实验室检查结果无明显异常。

【其他影像学检查】CTA 检查:右侧颞顶叶可见结节状血管影,右侧大脑中动脉参与供血,引流静脉增粗。见图 90-1。

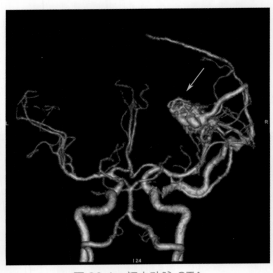

图 90-1　颅内动脉 CTA
箭示结节状血管影。

【超声表现】见图 90-2。

【超声诊断】右侧颞顶叶动静脉畸形。

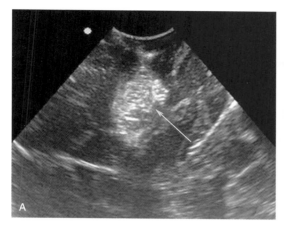
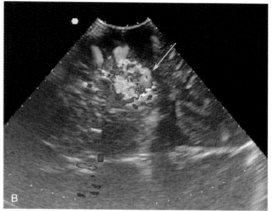
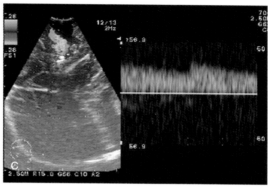

图 90-2　术中颅脑超声图像

A. 右侧颞顶叶可见高回声占位,边界尚清,形态欠规则(箭);B. CDFI 可见畸形血管团,
可见多支瘤样扩张的血管(箭);C. 频谱多普勒测得供血动脉的阻力指数较低。

【超声诊断依据】术中颅脑超声显示右侧颞顶叶高回声占位,边界尚清,形态欠规则,CDFI
可见畸形血管团,可见多支瘤样扩张的血管,频谱多普勒超声测得供血动脉的阻力指数较
低,考虑右侧颞顶叶动静脉畸形。

【推荐检查】建议结合 DSA 检查。

【病例诊断】右侧颞顶叶动静脉畸形。

【点评】本例患者为青年男性。术中灰阶超声显示颅内高回声团,彩色多普勒超声可显
示畸形血管团,见多支瘤样扩张的血管。动静脉畸形主要病理学特点为动脉与静脉之间缺
乏毛细血管,动脉和静脉之间短路,因此频谱多普勒超声测得供血动脉的阻力指数较低,本
例经术后病理证实为脑血管畸形。

病例 91

【病史】女,13 岁,间断性右下肢抽搐 4 月余。

【实验室检查】常规实验室检查结果无明显异常。

【其他影像学检查】颅脑 MRI 检查：左侧额叶后部镰旁占位，考虑海绵状血管畸形。见图 91-1。

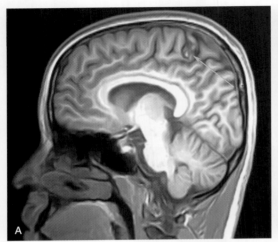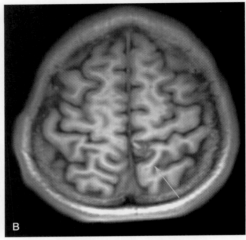

图 91-1　头部 MRI 图像

箭示左侧额叶后部镰旁占位（A、B）。

【超声表现】见图 91-2。

【超声诊断】左侧额叶占位，考虑海绵状血管瘤。

【超声诊断依据】脑海绵状血管瘤多发生于幕上，超声表现多为高回声，边界清晰，形态规则或不规则。由于脑海绵状血管瘤血窦内血流极为缓慢，CDFI 多探及不到血流信号。此病例符合脑海绵状血管瘤超声特点。

【推荐检查】建议结合 MRI 检查。

【病例诊断】左侧额叶海绵状血管瘤。

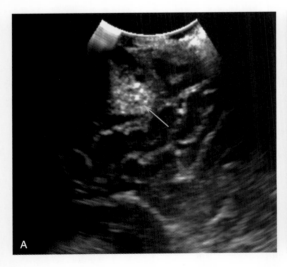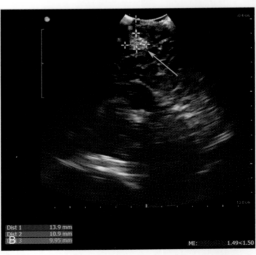

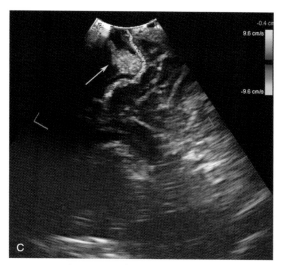

图 91-2　术中颅脑超声图像

A~C. 术中颅脑超声显示左侧额叶可见一处大小约 14mm×11mm 高回声
占位(箭),边界清晰,形态欠规则,距脑实质表面约 10mm;高回声占位内
未见明显血流信号(箭),周边可见正常血管绕行。

【点评】脑海绵状血管瘤属于比较常见的颅内良性肿瘤,好发于幕上。术中颅脑超声有助于颅内肿瘤的准确定位,可用于判断肿瘤边界、反映肿瘤的血流情况并实时观察术中颅内有无血肿等并发症的出现。由于开颅后脑组织漂移所致的病灶定位不准确,术中颅脑超声能实时显示肿瘤位置,有助于缩短手术时间,减少术中颅脑损伤。

病例 92

【病史】女,9 岁,头痛、呕吐 1 天。外院 MRI 检查发现颅内占位。

【实验室检查】常规实验室检查结果未见明显异常。

【其他影像学检查】MRI 检查:左侧壳核、外囊及岛叶占位,考虑海绵状血管瘤。见图 92-1。

【超声表现】见图 92-2。

【超声诊断】左侧壳核、外囊及岛叶占位,考虑海绵状血管瘤。

【超声诊断依据】脑海绵状血管瘤多表现为高回声占位,内部回声不均匀,可呈"蜂窝"样改变,形态多较规则,边界清晰。CDFI 显示占位内未见明显血流信号。超声诊断考虑为海绵状血管瘤。

【推荐检查】建议结合 MRI 检查。

【病例诊断】左侧壳核、外囊及岛叶海绵状血管瘤。

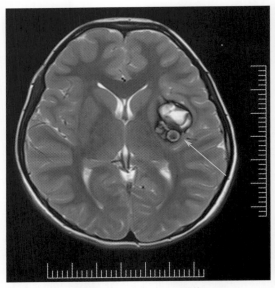

图 92-1　头部 MRI 图像
箭示占位。

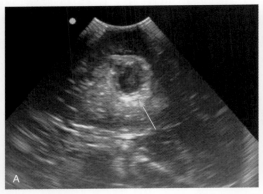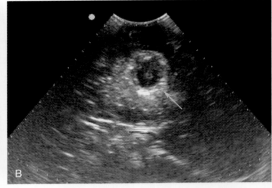

图 92-2　术中颅脑超声图像
A. 术中颅脑超声显示左侧壳核、外囊及岛叶高回声占位（箭），边界尚清，形态规则，内部回声不均匀；
B. CDFI 显示占位内未探及明显血流信号（箭）。

【点评】脑海绵状血管瘤占中枢神经系统肿瘤的 5%~13%，常见于中青年患者。超声表现多为高回声占位，边界清晰，内部回声不均匀，可呈"蜂窝"样改变，其内合并出血时，可见不规则低回声区。脑海绵状血管瘤内部回声较脑膜瘤更不均匀，形态较脑胶质瘤规则，无明显占位效应，周围无明显水肿带，脑海绵状血管瘤血窦内血流极为缓慢，其内通常不能探及明显血流信号。

病例 93

【病史】女,34 岁,意识丧失伴肢体抽搐 2 天。

【实验室检查】常规实验室检查结果未见明显异常。

【其他影像学检查】CT 及 MRI 检查:左侧额叶占位,考虑海绵状血管瘤。见图 93-1。

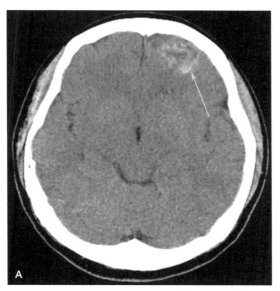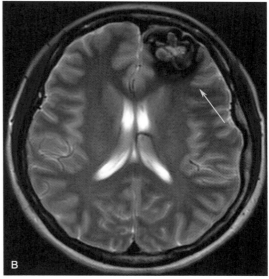

图 93-1 头部 CT(A)和 MRI(B)图像
箭示左侧额叶占位。

【超声表现】见图 93-2。

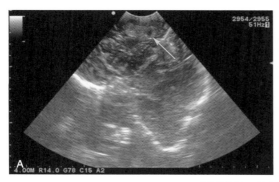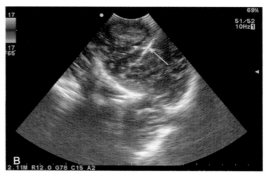

图 93-2 术中颅脑超声图像
A. 术中颅脑超声显示左侧额叶稍高回声占位(箭),边界清晰,形态规则,内部回声不均匀;
B. CDFI 显示占位内未见明显血流信号(箭)。

【超声诊断】左侧额叶实性占位，考虑海绵状血管瘤。

【超声诊断依据】左侧额叶稍高回声占位，内部回声不均匀，边界清晰，形态规则，周围无明显水肿带；CDFI 显示占位内未见明显血流信号。超声诊断考虑为海绵状血管瘤。

【推荐检查】建议结合 MRI 检查。

【病例诊断】左侧额叶海绵状血管瘤。

【点评】本例患者为中年女性，为脑血管瘤的好发年龄。脑海绵状血管瘤多表现为高回声占位，边界清晰，形态规则，当肿瘤内合并慢性出血时，可伴有不规则低回声区。脑海绵状血管瘤血窦内血流极为缓慢，因此脑海绵状血管瘤多无法探及血流信号。

病例 94

【病史】男，16 岁。脑海绵状血管瘤放疗术后 8 年，2 周前复查发现肿瘤增大。

【实验室检查】常规实验室检查结果未见明显异常。

【其他影像学检查】MRI 检查：左侧颞叶海绵状血管瘤。见图 94-1。

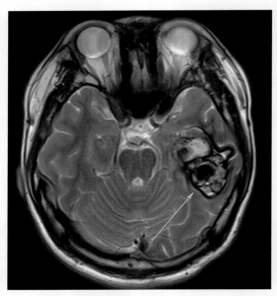

图 94-1　头部 MRI 图像
箭示血管瘤。

【超声表现】见图 94-2。

【超声诊断】左侧颞叶实性占位，结合患者病史，考虑海绵状血管瘤。

【超声诊断依据】脑海绵状血管瘤多表现为高回声占位，内部回声不均匀，可呈"蜂窝"样改变，部分肿瘤内可见强回声斑。海绵状血管瘤血窦内血流极为缓慢，因此其内多无法探查到血流信号。结合本例患者脑海绵状血管瘤放疗术后 8 年的病史，超声诊断考虑为海绵状血管瘤。

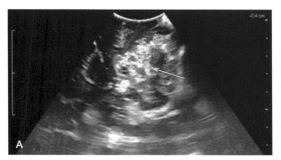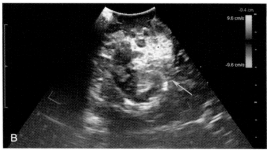

图 94-2　术中颅脑超声图像

A. 术中颅脑超声显示左侧颞叶高回声占位(箭),边界尚清,形态欠规则,内部回声不均匀,
呈"蜂窝"样改变;B.CDFI 显示占位内无明显血流信号(箭)。

【推荐检查】建议结合 MRI 检查。

【病例诊断】左侧颞叶海绵状血管瘤。

【点评】本例患者为青少年男性,病史为脑海绵状血管瘤放疗术后 8 年,2 周前复查发现肿瘤增大。术中颅脑超声检查显示左侧颞叶高回声占位,内部回声不均匀,呈"蜂窝"样改变,CDFI 于占位内未探及明显血流信号。结合病史考虑海绵状血管瘤。

病例 95

【病史】女,63 岁,言语不清伴间断癫痫发作 20 余天。

【实验室检查】常规实验室检查结果无明显异常。

【其他影像学检查】颅脑 MRI 检查:左侧顶叶异常信号,海绵状血管瘤。见图 95-1。

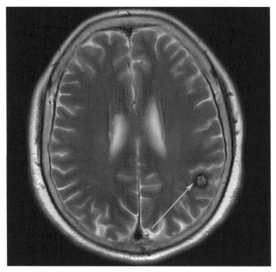

图 95-1　头部 MRI 图像

箭示左侧顶叶异常信号。

【超声表现】见图 95-2。

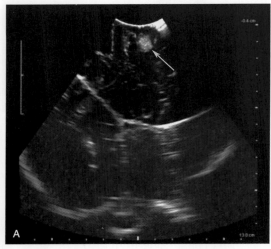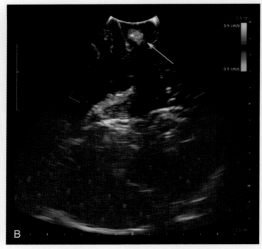

图 95-2　术中颅脑超声图像

A. 术中颅脑超声显示左侧顶叶高回声占位(箭),边界尚清,形态尚规则;

B. CDFI 显示占位内无明显血流信号(箭)。

【超声诊断】左侧顶叶实性占位,考虑海绵状血管瘤。

【超声诊断依据】术中颅脑超声检查显示左顶叶高回声占位,边界尚清,形态尚规则,内部回声不均匀,CDFI 显示占位内无明显血流信号。超声诊断考虑为海绵状血管瘤。

【推荐检查】建议结合 MRI 检查。

【病例诊断】左侧顶叶海绵状血管瘤。

【点评】海绵状血管瘤超声常表现为高回声占位,边界清晰,内部回声不均匀,中心可呈"蜂窝"样改变,部分肿瘤内可见钙化。由于瘤内血流极为缓慢,内部多无法探及血流信号,部分肿瘤周边可见条状血流信号。

病例 96

【病史】女,36 岁,体检发现颅内占位 1 月余。

【实验室检查】常规实验室检查结果无明显异常。

【其他影像学检查】颅脑 MRI 检查:鞍上、第三脑室及侧脑室孟氏孔区占位,考虑海绵状血管瘤。见图 96-1。

【超声表现】见图 96-2。

【超声诊断】鞍上、第三脑室及侧脑室孟氏孔区实性占位,考虑海绵状血管瘤。

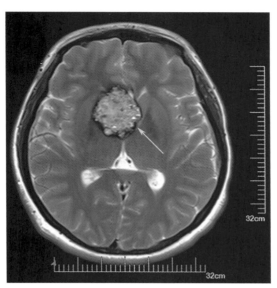

图 96-1　头部 MRI 图像
箭示海绵状血管瘤。

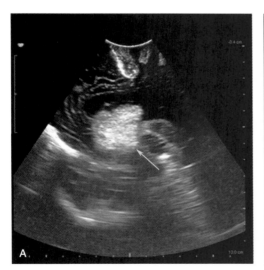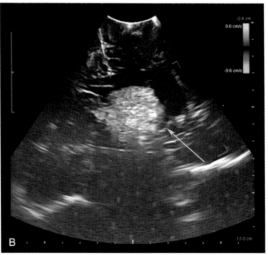

图 96-2　术中颅脑超声图像
A. 术中颅脑超声显示鞍上、第三脑室及侧脑室孟氏孔区见大小约 39mm×38mm 高回声占位（箭），
边界尚清，形态不规则，内部回声不均匀；B. CDFI 显示占位内无明显血流信号（箭）。

【超声诊断依据】超声检查显示鞍上、第三脑室及侧脑室孟氏孔区见大小约 39mm×
38mm 高回声占位，边界尚清，形态不规则，CDFI 显示占位内无明显血流信号。超声诊断考
虑为海绵状血管瘤。

【推荐检查】建议结合 MRI 检查。

【病例诊断】鞍上、第三脑室及侧脑室孟氏孔区海绵状血管瘤。

【点评】本例患者为青年女性，既往体健。脑海绵状血管瘤超声常表现为高回声占位，

边界清晰,内部回声不均匀,中心可呈"蜂窝"样改变,部分肿瘤可内见强回声钙化。由于瘤内血流极为缓慢,内部多无法探及血流信号,部分肿瘤周边可见条状血流信号。

病例 97

【病史】女,33 岁,1 个月前无明显诱因出现口角抽搐。

【实验室检查】常规实验室检查结果无明显异常。

【其他影像学检查】颅脑 MRI 检查:右侧颞顶叶占位,考虑海绵状血管瘤。见图 97-1。

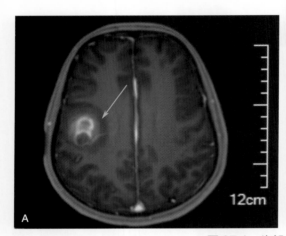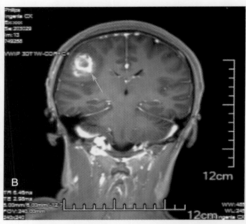

图 97-1　头部 MRI 图像

箭示右侧颞顶叶占位(A、B)。

【超声表现】见图 97-2。

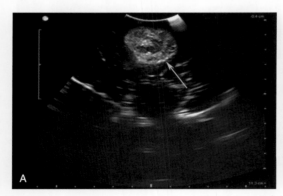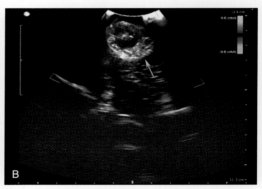

图 97-2　术中颅脑超声图像

A. 术中颅脑超声显示右侧颞顶叶高回声占位(箭),边界清晰,形态尚规则,内部回声不均匀,可见低回声区;B. CDFI 周边探及少许条状血流信号,内部未探及明显血流信号(箭)。

【超声诊断】右侧颞顶叶实性占位，考虑海绵状血管瘤。

【超声诊断依据】术中颅脑超声显示占位为高回声，内部回声不均匀，可见多发无回声区，呈"蜂窝"样改变，CDFI于占位周边探及少许条状血流信号，内部未探及明显血流信号。超声诊断考虑为海绵状血管瘤。

【推荐检查】建议结合MRI检查。

【病例诊断】右侧颞顶部海绵状血管瘤。

【点评】海绵状血管瘤超声多表现为高回声占位，边界清晰，内部回声不均匀，中心可呈"蜂窝"样改变，由于瘤内血流极为缓慢，内部多探测不到血流信号，部分周边可见条状血流信号。通过术中经颅超声可清晰地显示肿瘤的位置及形态，为术中导航提供参考信息。

病例 98

【病史】女，7岁，右侧肢体无力1月余。既往体健。

【实验室检查】常规实验室检查结果无明显异常。

【其他影像学检查】颅脑MRI检查：左侧额顶-基底节区-丘脑占位；海绵状血管瘤？生殖细胞瘤？见图98-1。

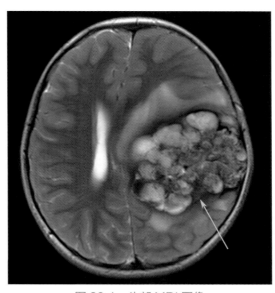

图 98-1 头部 MRI 图像
箭示左侧额顶 - 基底节区 - 丘脑占位。

【超声表现】见图98-2。

【超声诊断】左侧额顶 - 基底节区 - 丘脑占位，考虑海绵状血管瘤。

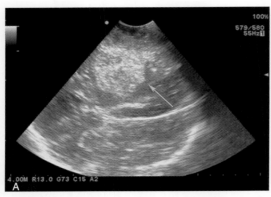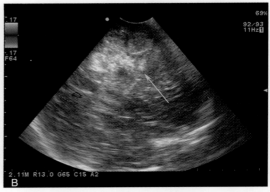

图 98-2　术中颅脑超声图像

A. 术中颅脑超声显示左侧额顶 - 基底节区 - 丘脑大小约 73mm×57mm 的高回声占位(箭),边界清晰,
形态规则,内部回声不均匀,呈"蜂窝"样改变;B. CDFI 于占位内未探及明显血流信号(箭)。

【超声诊断依据】术中颅脑超声检查显示左侧额顶 - 基底节区 - 丘脑大小约 73mm×
57mm 的高回声占位,边界欠清晰,形态欠规则,内部回声不均匀,可见多发低回声区,呈"蜂
窝"样改变;CDFI 于占位内未探及明显血流信号。超声诊断考虑为海绵状血管瘤。

【推荐检查】建议结合 MRI 检查。

【病例诊断】左侧额顶 - 基底节区 - 丘脑海绵状血管瘤。

【点评】本例患者为女性儿童,既往体健。海绵状血管瘤超声常表现为高回声占位,边
界清晰,内部回声不均匀,中心可呈"蜂窝"样改变,部分肿瘤内可见强回声钙化斑。由于瘤
内血流极为缓慢,内部多探测不到血流信号,部分周边可见条状血流信号。术中颅脑超声可
对海绵状血管瘤的位置及大小进行精准评估,为术者提供重要信息。

病例 99

【病史】女,29 岁,间歇性抽搐 4 月余。

【实验室检查】常规实验室检查结果无明显异常。

【其他影像学检查】MRI 检查:左侧基底节异常信号;海绵状血管畸形伴出血可能性
大。见图 99-1。

【超声表现】见图 99-2。

【超声诊断】左侧基底节区占位,考虑海绵状血管瘤可能。

【超声诊断依据】术中经颅超声检查显示左侧颅内不均质高回声,边界清晰,形态规则,
周边脑组织未见明显水肿,CDFI 显示病灶内部无明显血流信号,周边无畸形血管团,排除动
静脉畸形、血管母细胞瘤可能,考虑海绵状血管瘤可能性大。

【推荐检查】建议结合 MRI 检查。

【病例诊断】左侧基底节区海绵状血管瘤。

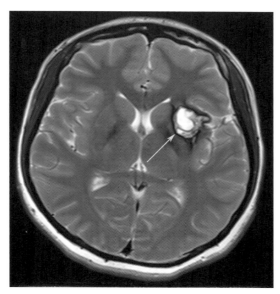

图 99-1　头部 MRI 图像

箭示左侧基底节异常信号。

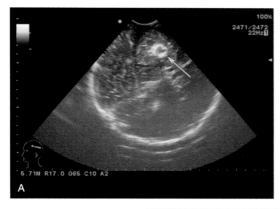

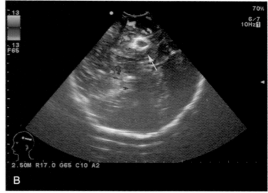

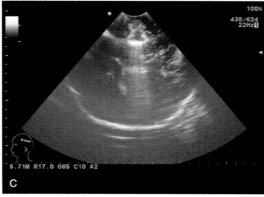

图 99-2　术中颅脑超声图像

A. 术中颅脑超声发现左侧颅内不均质高回声(箭),边界清晰,形态规则;B. CDFI 显示病灶内部
无明显血流信号(箭);C. 术后残腔内灌注生理盐水后显示术中病灶切除完整,无残留。

【点评】本例患者为年轻女性,无高血压、糖尿病、高血脂及外伤病史,以癫痫为首发症状。术中颅脑超声显示左侧颅内不均质高回声,边界清晰,形态规则,周边脑组织未见明显水肿,CDFI显示病灶内部无明显血流信号,周边无畸形血管团,排除动静脉畸形、外伤血肿、血管母细胞瘤等可能,考虑海绵状血管瘤可能性大;MRI检查提示海绵状血管畸形伴出血可能,最终手术切除治疗,经病理证实为海绵状血管瘤伴出血。术中颅脑超声可在术者切除病灶后,对残腔灌注生理盐水,观察肿瘤是否切除完整,有无残留病灶存在。

病例 100

【病史】男,45岁,体检发现左侧额岛叶占位。
【实验室检查】常规实验室检查结果无明显异常。
【其他影像学检查】颅脑 MRI 检查:左侧额岛叶占位。见图 100-1。

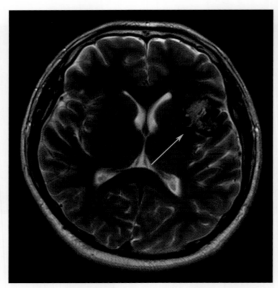

图 100-1　头部 MRI 图像
箭示左侧额岛叶占位。

【超声表现】见图 100-2。
【超声诊断】左额岛叶实性占位,考虑海绵状血管瘤。
【超声诊断依据】术中颅脑超声显示占位为高回声,内部回声不均匀,可见多发低回声区,呈"蜂窝"样改变,CDFI于占位内未探及明显血流信号。超声诊断考虑为海绵状血管瘤。

【推荐检查】建议结合 MRI 检查。

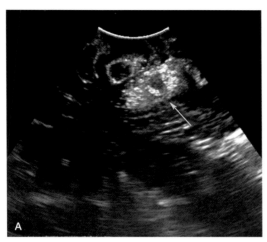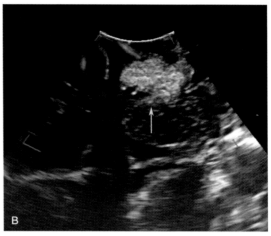

图 100-2　术中颅脑超声图像

A. 左侧额岛叶高回声占位（箭），边界尚清，形态不规则，内部回声不均匀；

B. CDFI 于占位内未探及明显血流信号（箭）。

【病例诊断】左侧额叶海绵状血管瘤。

【点评】海绵状血管瘤是由众多结构异常的薄壁血管窦聚集构成的团状病灶，因此超声表现通常为边界清晰的高回声，内部回声不均匀，中心呈"蜂窝"样改变，部分可见钙化灶或囊性变，肿瘤内部多探测不到血流信号。

疾病诊断查询表

疾病名称	病例编号	页码
鞍上、第三脑室及侧脑室孟氏孔区海绵状血管瘤	病例 96	144
基底动脉近段狭窄（重度）；右侧椎动脉闭塞	病例 16	22
基底动脉狭窄（重度）	病例 22	31
基底动脉狭窄（重度）；右侧椎动脉 V_4 远段狭窄	病例 8	11
颈内动脉海绵窦瘘	病例 67	105
颅内血管畸形伴出血	病例 89	135
脑血管畸形破裂出血	病例 88	132
前交通动脉存在	病例 56	88
前交通动脉开放（血流方向自左向右）	病例 61	94
双侧横窦血栓形成	病例 79	120
双侧后交通动脉开放（血流方向自前向后）	病例 64	98
烟雾病	病例 37、病例 38、病例 39、病例 41、病例 43、病例 44、病例 45、病例 47、病例 48、病例 49、病例 50、病例 51、病例 52	53、56、58、61、64、66、68、71、73、76、78、79、82
右侧大脑中动脉 M_{1-2} 段交界处狭窄（重度）	病例 18	25
右侧大脑中动脉 M_1 段狭窄（中度）	病例 27	38
右侧大脑中动脉 M_1 段狭窄（重度）	病例 9、病例 24、病例 25	13、33、35
右侧大脑中动脉闭塞	病例 10、病例 42	14、63
右侧大脑中动脉闭塞；右侧大脑前动脉 A_1 段狭窄（重度）	病例 5	6
右侧大脑中动脉动脉瘤伴血栓形成	病例 87	131
右侧横窦旁硬脑膜动静脉瘘	病例 65	100
右侧横窦血栓形成	病例 69、病例 72、病例 74、病例 75、病例 76、病例 78、病例 80、病例 81	108、112、114、116、117、119、122、123

疾病名称	病例编号	页码
右侧后交通动脉开放(血流方向自后向前)	病例 58	91
右侧颈内动脉、大脑中动脉狭窄,右侧大脑后动脉 - 大脑中动脉软脑膜支代偿形成	病例 62	96
右侧颈内动脉 C_{1-3} 段纤细,前交通动脉开放(血流方向由左向右),右侧后交通动脉开放(血流方向自后向前)	病例 57	90
右侧颈内动脉海绵窦瘘	病例 68	107
右侧颈内动脉颅内段(眼动脉开口近段)闭塞	病例 17	23
右侧颈内动脉起始处狭窄(重度),前交通动脉开放(血流方向自左向右)	病例 60	93
右侧颈内动脉 C_6、C_7 段动脉瘤	病例 85	128
右侧颈内动脉终末段狭窄(重度)	病例 15、病例 19、病例 30	21、26、42
右侧颈内动脉终末段狭窄(重度);右侧大脑中动脉闭塞	病例 46	69
右侧颞顶部海绵状血管瘤	病例 97	146
右侧胚胎型大脑后动脉(部分型)	病例 2	2
右侧小脑幕附近硬脑膜动静脉瘘,以右侧颈外动脉分支参与供血为主	病例 66	103
右侧椎动脉 V_4 近段狭窄(重度)	病例 13	18
右侧椎动脉起始处斑块致管腔狭窄(重度);右侧椎动脉 V_4 段多发斑块形成,较窄处为重度狭窄;左侧椎动脉 V_4 段闭塞	病例 6	8
右侧颞顶叶动静脉畸形	病例 90	136
右侧锁骨下动脉起始段狭窄(狭窄率约 70%),I 期盗血	病例 53	84
左侧大脑后动脉 P_1、P_2 段交界处狭窄(中度)	病例 29	41
左侧大脑后动脉 P_2 近段狭窄(重度)	病例 36	52
左侧大脑后动脉 - 大脑中动脉软脑膜支代偿形成	病例 59	92
左侧大脑中动脉 M_1 段狭窄(重度)	病例 7、病例 11	10、16
左侧大脑中动脉 M_1 段狭窄(重度);左侧大脑后动脉 - 左侧大脑中动脉软脑膜支代偿形成	病例 26	36
左侧大脑中动脉 M_1 近段重度狭窄,远段次全闭塞;左侧大脑前动脉 - 左侧大脑中动脉及左侧大脑后动脉 - 左侧大脑中动脉软脑膜支代偿形成	病例 35	50
左侧大脑中动脉 M_1 近段重度狭窄或闭塞;右侧大脑中动脉 M_1 段多发狭窄,其中 M_1 远段重度狭窄	病例 31	44
左侧大脑中动脉 M_1 远段动脉瘤	病例 83	126

疾病名称	病例编号	页码
左侧大脑中动脉 M_2 段狭窄（重度）	病例 4	5
左侧大脑中动脉闭塞	病例 23、病例 40	32、60
左侧大脑中动脉及双侧大脑后动脉狭窄	病例 32	45
左侧大脑中动脉重度狭窄或闭塞；左侧大脑前动脉 A_1 段缺如	病例 33	47
左侧顶叶海绵状血管瘤	病例 95	143
左侧额顶 - 基底节区 - 丘脑海绵状血管瘤	病例 98	147
左侧额叶海绵状血管瘤	病例 91、病例 93、病例 100	137、141、150
左侧横窦血栓形成	病例 70、病例 71、病例 73、病例 77、病例 82	110、111、113、118、125
左侧基底节区海绵状血管瘤	病例 99	148
左侧颈内动脉 C_4 段动脉瘤	病例 86	130
左侧颈内动脉 C_7 段动脉瘤	病例 84	127
左侧颈内动脉起始处狭窄（重度）；左侧大脑中动脉 M_1 段狭窄	病例 20	28
左侧颈内动脉狭窄，前交通动脉开放（血流方向自右向左）	病例 63	97
左侧颈内动脉终末段、大脑前动脉、大脑中动脉闭塞；左侧眼动脉 - 左侧大脑镰前动脉 - 左侧大脑前动脉侧支形成	病例 34	48
左侧颈内动脉终末段狭窄（重度）	病例 28	39
左侧颈内动脉重度狭窄或闭塞，大脑中动脉血流速度减低，前交通动脉开放（血流方向自右向左）	病例 55	87
左侧壳核、外囊及岛叶海绵状血管瘤	病例 92	139
左侧颞叶海绵状血管瘤	病例 94	142
左侧胚胎型大脑后动脉（完全型）；左侧大脑后动脉狭窄	病例 1	1
左侧椎动脉 V_4 段于小脑后下动脉发出前闭塞	病例 14	20
左侧椎动脉 V_4 远段狭窄（重度）	病例 12	17
左侧椎动脉 V_4 中远段闭塞，近段由小脑后下动脉供血	病例 21	29
左侧大脑中动脉 M_1 段狭窄（中度）	病例 3	4
左颈内动脉起始处狭窄（重度），前交通动脉开放（血流方向自右向左）	病例 54	85